YAOWUFENXIZONGHESHIXUN

药物分析综合实训

主审　郑　敏

主编　杨　慧

编者　马玉霖　杨　慧

中国医药科技出版社

内容提要

本书是医药高等职业教育创新教材之一,全书分为 4 章,提供了药物分析检验技术岗位的操作技能学习以及相关理论的介绍,包括:药物分析与检验的基本知识,药物分析与检验的常用方法,药物辅料、包装材料、纯化水、原料药、各种代表性制剂的质量检验,中药制剂分析,医院药房制剂快速分析等内容。

本书供高职药学及其相关专业使用。

图书在版编目(CIP)数据

药物分析综合实训/杨慧主编. —北京:中国医药科技出版社,2013.8

医药高等职业教育创新教材

ISBN 978 - 7 - 5067 - 6259 - 5

Ⅰ. 药… Ⅱ. ①杨… Ⅲ. 药物分析—高等职业教育—教材 Ⅳ. ①R917

中国版本图书馆 CIP 数据核字(2013)第 169147 号

美术编辑 陈君杞

版式设计 郭小平

出版 中国医药科技出版社

地址 北京市海淀区文慧园北路甲 22 号

邮编 100082

电话 发行:010-62227427 邮购:010-62236938

网址 www. cmstp. com

规格 787×1092mm¼₆

印张 14¼

字数 285 千字

版次 2013 年 8 月第 1 版

印次 2013 年 8 月第 1 次印刷

印刷 三河市腾飞印务有限公司

经销 全国各地新华书店

书号 ISBN 978 - 7 - 5067 - 6259 - 5

定价 35.00 元

本社图书如存在印装质量问题 请与本社联系调换

医药高等职业教育创新教材建设委员会

B 编写说明

近几年来，中国医药高等职业教育发展迅速，成为医药高等教育的半壁河山，为医药行业培养了大批实用性人才，得到了社会的认可。

医药高等职业教育承担着培养高素质技术技能型人才的任务，为了实现高等职业教育服务地方经济的功能，贯彻理论必需、够用，突出职业能力培养的方针，就必须具有先进的职业教育理念和培养模式。因此，形成各个专业先进的课程体系是办好医药高等职业教育的关键环节之一。

江苏联合职业技术学院徐州医药分院十分注重课程改革与建设。在对工作过程系统化课程理论学习、研究的基础上，按照培养方案规定的课程，组织了一批具有丰富教学经验和第一线实际工作经历的教师及企业的技术人员，编写了《中药制药专门技术》、《药物分析技术基础》、《药物分析综合实训》、《分析化学实验》、《药学综合实训》、《仪器分析实训》、《药物合成技术》、《药物分析基础实训》、《医疗器械监督管理》、《常见病用药指导》、《医药应用数学》、《物理》等高职教材。

江苏联合职业技术学院徐州医药分院教育定位是培养拥护党的基本路线，适应生产、管理、服务第一线需要的德、智、体、美各方面全面发展的医药技术技能型人才。紧扣地方经济、社会发展的脉搏，根据行业对人才的需求设计专业培养方案，针对职业要求设置课程体系。在课程改革过程中，组织者、参与者认真研究了工作过程系统化课程和其他课程模式开发理论，并在这批教材编写中进行了初步尝试，因此，这批教材有如下几个特点。

1. 以完整职业工作为主线构建教材体系，按照医药职业工作领域不同确定教材种类，根据职业工作领域包含的工作任务选择教材内容，对应各个工作任务的内容既保持相对独立，又蕴涵着相互之间的内在联系；

2. 教材内容的范围与深度与职业的岗位群相适应，选择生产、服务中的典型工作过程作为范例，安排理论与实践相结合的教学内容，并注意知识、能力的拓展，力求贴近生产、服务实际，反映新知识、新设备与新技术，并将 SOP 对生产操作的规范、《中国药典》2010 年版对药品质量要求、GMP、GSP 等法规对生产与服务工作质量要求引入教材内容中。项目教学、案例教学将是本套教材较为适用的教学方法；

3. 参加专业课教材编写的人员多数具有生产或服务第一线的经历，并且从事多年教学工作，使教材既真实反映实际生产、服务过程，又符合教学规律；

4. 教材体系模块化，各种教材既是各个专业选学的模块，又具有良好的衔接性；每种教材内容的各个单元也形成相对独立的模块，每个模块一般由一个典型工作任务构成；

5. 此批教材即适合于职业教育使用，又可作为职业培训教材，同时还可做为医药行业职工自学读物。

此批教材虽然具有以上特点，但由于时间仓促和其他主、客观原因，尚有种种不足之处，需要经过教学实践锤炼之后加以改进。

医药高等职业教育创新教材编写委员会
2013 年 3 月

Q前言
QIANYAN

药物分析是高职高专药物分析及制药等药学类专业的专业课之一。为了培养学生具备较强的药品质量控制观念，能综合运用所学知识独立解决药物生产、流通、使用中的分析检验问题，成为适应制药企业发展的技术应用型人才，同时也为更好地突出职业院校的教学特点，体现工学结合，我们编写了这本基于工作过程导向的课程开发教程。

本书分为四大部分，提供了药物分析检验技术岗位的操作技能学习以及相关理论的介绍，包括：药物分析与检验的基本知识，药物分析与检验的常用方法，药物辅料、包装材料、纯化水、原料药、各种代表性制剂的质量检验，中药制剂分析，医院药房制剂快速分析等内容。

本书所介绍的方法均为《中国药典》（2010年版）和《中国药品检验标准操作规范》（2010年版）与《药品检验仪器操作规程》（2010年版）所收载，是药品分析检验各环节通用的方法，介绍原理简明扼要，突出方法操作及注意事项，具有鲜明的实用性特点，使学生进一步熟悉药品分析检验操作，力求与实际接轨。适合于高职高专药物分析、药物制剂技术和药学专业的学生使用，也可作为医药行业职业培训教材。

本书第一、二、三章由杨慧、马玉霖共同完成。杨慧负责第四章实验十四至实验二十一的编写，并负责全书的统稿。马玉霖负责第四章的实验八至实验十三。江苏联合职业技术学院徐州分院药学技术系郑敏主任审阅全书，对本书编写提纲和部分内容提出很多宝贵意见，并给予热情支持。药物分析教研室各位老师提供了热情帮助，在本书的编写过程中提出了许多宝贵的意见。梁桂兰在本书最后统筹中提供了帮助。在此表示诚挚的感谢！

由于编者水平有限，书中错误难免，恳请读者批评指正。

编者

2013 年 5 月

第四章　成品检验　／　086

附录　／　195

参考文献　／　219

第一章

理 论 知 识

药物分析主要运用物理学、化学、生物化学的方法与技术研究、解决化学结构已经明确的合成药物或天然药物及其制剂的质量控制问题，也研究有代表性的中药制剂和生化制剂的质量控制方法。虽然随着药物分析的发展，它已在科研、生产和生活中无处不在，尤其在新药研发以及药品生产等方面扮演着重要的角色。但是制订和执行药品质量标准的知识，以及常用药物及其制剂的质量控制方法，完成药物成品的检验、新药质量标准的制订及药物生产、贮存、使用过程的质量控制等仍是其主要任务。因此，药物分析学是一门研究与发展药品质量控制的"方法学科"，是药学学科的重要组成部分。

药物分析工作者应该具备强烈的药品全面质量控制的观念及相应的知识技能，能够胜任药品研究、生产、供应和监督管理过程中的分析检验工作，并具有解决药品质量问题的基本思路和能力，从而对各个环节全面地保证、控制与研究提高药品的质量，实现药品的全面质量控制。

知识一 药品检验工作的基本程序

药品质量是按照质量标准对检品进行检验、比较和判定的。药物的质量检验一般按下列程序进行。

一、掌握标准

熟悉和掌握技术标准的有关规定，明确检验的项目和指标要求，明确抽样方法、检验方法以及有关规定，明确合格的判定原则。

二、取样

在药品检验中取得具有代表性的试样，是获得准确、可靠分析检验结果的关键。取样应具有科学性、真实性和代表性，应该均匀、合理。

取样的方法多种多样，根据原辅料、半成品（中间体）、成品、副产品及包装材料、工艺用水等不同检品的特点，都应分别制定相应的取样办法。原辅料、内包装材料，可在仓储区原辅料取样间或支架式层流罩内取样。取样环境的空气洁净度级别应与生产要求一致。中间产品、成品取样可在生产结束时进行，也可在生产过程的前、中、后期取样。

原辅料、包装材料初检合格后，由仓库保管员填写"申请检验单"，由各部门授权人员按规定频次填写"申请检验单"。"申请检验单"一式两联，第一联通知取样员取样，第二联留存。取样员接到"申请检验单"后，准备取样器具，到规定的地点取样，贴上取样证并填写取样记录。其间应注意以下问题：

（一）取样数量

1. 一般原辅料总件数 $n \leqslant 3$ 时，每件取样；n 为 $4 \leqslant n \leqslant 300$ 时，取样数为 $\sqrt{n}+1$，$n > 300$ 时，取样数为 $\sqrt{\dfrac{n}{2}}+1$。

2. 中药材总件数 $n < 5$ 或为贵细药材时，每件取样；n 为 $5 \leqslant n \leqslant 99$ 时，取样数为 5；n 为 $100 \leqslant n \leqslant 1000$ 时，按 n 的 5% 取样；$n > 1000$ 时，超出部分按 1% 取样。

3. 半成品（中间产品）、成品、副产品、包装材料、工艺用水及特殊要求的原料按具体情况另行规定。

4. 取样量为全检所需数量的 3 倍，特殊情况另定。

5. 对于内包装材料，取样量参照国家标准 GB/T 2828—2003 逐批检查计数抽样程序及抽样表（适用于连续批的检查）。

（二）取样记录

1. 取样时必须填写取样记录，内容有取样日期、品种、代号或编号、规格、批号、数量、来源、取样件数、必要的抽样说明和取样人签名等。

2. 每件被抽样的容器上要贴上"已取样"。

（三）送样

取样结束后，应将送检验批和批化验记录送至各化验室；留样样品送到留样室，并用专门记录本进行留样库入库登记。

分样人应核对样品、请验单，填写分样记录；编制检验单号，并分别填写在分样记录和请验单上；准备检验规程、空白原始记录、空白检验报告单；将样品、检验规程、空白原始记录、空白检验报告单、请验单发给检验员。

三、检验

检验员收到样品和文件后依据检验规程进行检验，在规定的条件下，按规定的检验方法对抽取的样品进行检验，所得到的检验数据与检验结果必须满足误差限度的要求，并如实填写原始记录和检验报告单。检验完毕后，检验员将剩余样品交回给分样人，分样人将剩余样品交给留样管理员，放在样品柜中保存并记录。复核人核对原始记录（含请验单、检验原始记录、报告单）完整无误后，将原始记录交分样人。分样人将原始记录和一份检验报告单装订在一起，存档。

检验流程如下。

1. 鉴别

鉴别就是依据药物的化学结构和理化性质来进行化学反应、测定理化常数、光谱特征及色谱特征以判断药物的真伪。药物的鉴别不能由某一项试验就能完成，而是要采用一组（两个或几个）试验项目全面评价一个药物，力求使结论正确无误。选择鉴别方法应以专属性强、灵敏度高、方法简便、结果准确为原则。

2. 检查

药品质量标准的检查项主要是检查药物的纯度，即检查药物在生产和贮存过程中引入的杂质是否超过了限量。药物在不影响疗效及人体健康的原则下，是可以允许微量的杂质存在的；但其量必须在药品标准规定之内。通常按照药品质量标准规定的项目进行"限度检查"，就是判断药物的纯度是否符合标准的限量规定要求。

3. 含量测定

含量测定是测定药物中有效成分的量是否符合药品标准的规定要求。一般采用化学分析、物理化学分析方法或生物化学的方法来测定。判断一个药物的质量是否符合要求，必须综合考虑药物的性状、理化常数、鉴别、检查与含量测定的检验结果。

四、结果判定

将样品的检验结果同质量标准相比较，确定是否符合质量标准的要求，进而对整批产品进行质量判定并作出结论。

五、结果处理

药品检验报告书是鉴定药品质量的法律文书，对药品抽样记录及凭证、检验记录及检验报告书的书写进行规范，是保证药品检验数据和结果准确可靠，结论正确的前提。出具检验报告一般包括如下几点。

（1）对合格的产品，填写检验报告签发合格证，准予放行出厂。

（2）对不合格的产品，填写不合格的检验报告，说明质量问题，不准交存库。应立即转入规定存放间放置，挂上红色不合格牌。对不合格产品查明原因，提出书面处理意见并报技术质量部审核批准。

（3）将质量检验信息及时反馈到有关部门或领导，促使有关部门改进质量。

六、复检

当样品在检验过程中发生含量不平行，不合格时，必须进行复检。复检过程中要注意核对试剂、试液是否异常，是否在规定的有效期内，仪器、量器的校正、实验操作的正确性，时间（加热、恒温、灭菌）的限制，确认无误则复检有效。

复检合格并找出原因，可判定合格；若未找出原因，应再做两次，如均合格，才可判定为合格；若出现不合格，应报告试验负责人，指定第二人复检。

第二人复检：必须由相应资格的专业技术人员担任，检验后结果不合格，则判定不合格；若复检合格，又找到满意的原因，可判定合格；若未找出二人差距的原因，须报告试验负责人，作出重新取样复检申请，批准后由检验员填写重新取样单，批准签名，并交取样员重新取样复检；质量保证人员将样品和重新取样复检指令单交给检验员，质量控制人员与复检员一起复检，若合格，判定为合格，不合格则判定为不合格。

安全管理知识

1. 防火

①实验室的所有工作人员应熟悉灭火器的使用。应贮存在密闭容器内并放在阴凉处。易燃物质不宜大量存放于实验室中,应贮存在密闭容器内并放在阴凉处。

②加热低沸点或中沸点等易燃液体,如乙醚、CS_2、苯、乙醇等,最好用水蒸气加热,或用水浴加热,并时时检查,不得离开操作岗位。切不能用直火或油浴加热,因为它们的蒸气极易着火。

③在工作中使用或倾倒易燃物质时,注意要远离灯火。身上或手上沾有易燃物质时,应立即清洗干净,不得靠近火源,以免着火。

④易燃液体的废液应设置专用贮器收集,不得倒入下水道,以免引起燃爆事故。

⑤磷与空气接触,易自燃,需贮存在水中;金属钠暴露在空气中能自发着火,与水能起剧烈的反应、着火,应贮存于煤油或甘油中。

⑥定期检查电路是否妥善。

2. 防爆

①乙醚在室温时的蒸气压很高,与空气或氧气混合时能产生爆炸性极强的过氧化物,蒸馏时应特别小心。

②高氯酸($HClO_4$)与还原剂和有机物质接触能引起爆炸,且能自发爆炸。

③当抽滤或真空操作时,所用抽滤瓶要厚,以免受压过大而爆炸。

④易发生爆炸的操作不得对着人进行,必要时操作人员应戴面具或防护挡板。

⑤使用可燃性气体如氧气、乙炔等作为仪器的气源时,气瓶及仪器管道的接头处不能漏气,以免漏气后与空气混合发生爆炸、。

3. 有腐蚀性、毒性的药品

①硫酸(H_2SO_4)、盐酸(HCl)、硝酸(HNO_3)、冰醋酸(HAc)、氢氟酸(HF)等酸类物质皆有很强的腐蚀力,能烫伤皮肤产生剧烈的疼痛感,甚至发炎腐烂。应特别注意勿使酸溅入眼中,严重的能使眼睛失明,酸也能损坏衣物。HCl、HNO_3、HF 的蒸气对呼吸道及眼睛有强烈的刺激作用,使发炎溃疡,因此,在倾倒上述酸类时应在毒气橱中进行,或戴上经水或 $NaHCO_3$ 溶液浸湿的口罩并戴防护眼镜。稀释 H_2SO_4 时,应谨慎地将浓 H_2SO_4 渐渐倾注于水中,切不可把水倾注于 H_2SO_4 中。

②$NaOH$、KOH 等碱性物质,均能腐蚀皮肤及衣服,浓氨水($NH_3 \cdot H_2O$)的蒸气能严重刺激黏膜并伤害眼睛,使人流泪并患各种眼疾。被碱类烫伤时,应立即用大量水冲洗,然后用2%硼酸及醋酸溶液冲洗。

③浓 H_2O_2 能引起烫伤,可用热水或 $Na_2S_2O_3$ 溶液敷治。苯酚有腐蚀性,使皮肤呈白色烫伤,应立即除去,否则引起局部糜烂,治愈极慢。治疗方法:可用大量水冲,然后用4体积乙醇(70%)与1体积 $FeCl_3$ 混合液冲洗。Br_2 能严重刺激呼吸道、眼睛及烧伤皮肤。烧伤处用1体积氨溶液(25%)+1体积松节油+10体积乙醇(95%)的

混合液处理。

④KCN、As_2O_3、升汞、黄磷、白磷皆剧毒，应有专人专柜保管。切勿误入口中，使用后应洗手。毒物的废液不应倒入下水道，盛放过毒物的器皿也要洗净。

⑤苯、Hg、乙醚、三氯甲烷、CS_2 应贮存在密闭容器中，放在低温处，因为长期吸入其蒸气会导致慢性中毒。H_2S 气体具有恶臭及毒性，应在毒气柜中使用。

4. 用电安全

①定期检查电线、电器设备有无损坏，绝缘是否良好，电线和接头有无损坏。电器设备应装有地线和保险开关，应该选用三眼插座。

②不要将电器放在潮湿处，禁止用湿手或沾有食盐溶液和无机酸的手去使用电器，也不宜站在潮湿的地方使用电器。

③使用烘箱和高温炉时，必须确认自动控制温度装置可靠。同时还需人工定时检测温度，以免温度过高。

5. 气瓶的安全

①气瓶必须放在阴凉、干燥、严禁明火、远离热源的地方。除不燃性气体外，一律不得进入实验楼内。使用中的气瓶要直立固定放置。

②搬运气瓶要轻拿轻放，防止敲击、滚滑或剧烈震动。

③气瓶应定期做技术检验、耐压试验。

④易起聚合反应的气体，如乙烯、乙炔等，应在贮存期限内使用。

⑤开启高压瓶时操作者应站在气瓶出口的侧面，动作要慢，以减少气流摩擦，防止产生静电。

⑥瓶内气体不得全部用完，一般应保持 $0.2 \sim 1 MPa$ 的余压，备充气单位检验取样所需及防止其他气体倒灌。

6. 异常情况的处理

（1）有关防火及着火急救知识

①一旦在化验室发生火灾时，要立即采取灭火措施，关闭通风器，切断电源，动作迅速地拿开着火区域的一切可燃物质。

②遇到丙酮、乙醇着火时可用水扑灭。

③苯、甲苯、乙醚、丁醇酯类以及与水不相溶的有机溶剂着火时，只能用沙子扑灭。

④金属钠遇水会发生爆炸，应保存在煤油内，一旦遇上金属钠着火，用沙子压盖在上面就能熄灭。

⑤发现玻璃器皿在操作过程中有爆炸的可能性时，则要用湿的厚毛巾将仪器围起，或在周围用其他不可燃的物件保护起来，同时操作者要戴上保护眼镜。

⑥个人遇到易燃、挥发性药物在身上引起燃烧时，不要向对方泼水，要用大块布或脱下自己的工作服去扑灭。

（2）化学实验灼烧伤损急救知识　由于酸、碱、苛性物质粘到皮肤上面造成烫伤时，首先应用大量水仔细冲洗伤处，然后按如下方法处理。

①酸伤用 10% 的碳酸氢钠溶液洗涤。

②碱伤用 3% 的醋酸或 1% 的盐酸溶液洗涤。

③如皮肤显示红色，则应用5%高锰酸钾溶液洗1~2次后，再盖上用亚麻仁油与石灰水等混合液浸湿的纱布。

④当酸落入眼内时，应立即用5%碳酸氢钠溶液冲洗。当碱落入眼内时，应立即用3%醋酸溶液冲洗。

⑤当玻璃割伤时，必须首先将伤口中的玻璃碎片全部取出，然后用乙醇消毒，再用消毒棉和纱布包好伤处。

（3）气体中毒的急救

①使患者脱离毒气区，放在空气新鲜的地方。

②解开患者的领扣和绷带，使患者呼吸畅通，并且患者身体要注意保温。如呼吸微弱或停止呼吸时，应输入氧气，或进行人工呼吸，立即送入医院进行抢救。

③如烧伤或高温烫伤，皮肤起泡，可用2%苦味酸（加入1.5%酒精）水溶液洗涤，并用消毒过的纱布包好，切不可把泡弄破。

④氢氟酸烫伤，先用大量水冲洗，再用5%碳酸钠溶液洗，然后用2份甘油、1份氧化镁的混合物涂上，用纱布包好。

⑤苯烫伤，用水冲后，再用4ml酒精和1ml 5%的氯化铁混合液洗涤。

⑥磷烧伤不可用水冲，而要用1%硫酸铜冲洗。

⑦如溴液烧伤，用1份浓氨水溶液、1份松节油、1份95%乙醇混合液洗。

（4）触电的急救

①关掉电源。

②切断导线，使导线与受害者分离。可用干燥木棍和绳索，把受害者拖离导线，可抓住受害者衣服干的部分或用干的绳索把他拖开。使受害者与土地分离，可用绝缘材料、干木料、干衣服等垫在身体下面。

③急救时急救者必须要能防止触电，要借助于橡皮手套、毛的、丝的、橡皮的织物保护手，脚上穿好套鞋或站在干燥木板上、干燥的衣服上，千万不要麻痹大意。

知识二　原始记录及报告单的书写规定

一、检验原始记录

（一）检验原始记录的书写要求

药品检验原始记录是出具检验报告书的依据，是进行科学研究和技术总结的原始资料。为保证药品检验工作的科学性和规范化，检验记录必须做到如下几点。

（1）记录原始、数据真实，内容完整、齐全，书写清晰、整洁、无涂改。

（2）如发现记录有误，可用单线或双线划去并保持原有的字迹可辨，并在其上方写上正确的内容并署上姓名，不得擦抹涂改。

（3）检验结果（包括必要的复试），无论成败，均应详细记录、保存。对舍弃的数据或失败的试验，应及时分析其可能的原因，并在原始记录上注明。

（4）每个检验项目均应写明标准中规定的限度或范围，根据检验结果作出单项结论（符合规定或不符合规定）。

（5）检验原始记录中，可按试验的先后，依次记录各检验项目，不强求与标准上的顺序一致。项目名称应按药品标准规范书写，不得采用习惯用语。

（6）检验原始记录上不得有空项。无内容可填时应划上"／"或"－"（见表1－1）。

表1－1　药品检验所药品检验原始记录首页样张

编号：

药品检验所药品检验原始记录

检品编号：	检验日期：
药品名称：	原始记录共　页
生产国别，厂牌：	
药品剂型：	
药品规格：	
药品批号：	
检验依据：	
性状：	
结论：□　符合规定	□　不符合规定

检验者：　　　　　　复核者：　　　　第1页

（二）药品检验原始记录的填写说明

1. 性状

（1）**外观性状**　原料药应根据检验中观察到的情况如实描述药品的外观，不可照抄标准上的规定。如标准规定其外观为"白色或类白色的结晶或晶体性粉末"，可依观察结果记录为"白色结晶性粉末"。标准中的臭、味和引湿性（或风化性）等，一般可不予记录，但遇异常时，应详细描述。

制剂应描述供试品的颜色和外形，如：①本品为白色片；②本品为糖衣片，出去糖衣后显白色；③本品为无色澄明的液体。外观性状符合规定者，也应记录，不可只记录"符合规定"这一结论；对外观异常者（如变色、异臭、潮解、碎片、花斑等）要详细描述。中药材应详细描述药材的外形、大小、色泽、外表面、质地、断面、气味等。

（2）**溶解度**　一般不作为必须检验的项目；但遇有异常需进行此项检查时，应详细记录供试品的称量、溶剂及其用量、温度和溶解时的情况等。

（3）**相对密度**　记录采用的方法（比重瓶法或韦氏比重秤法），测定时的温度，测定值或各项称量数据，计算式与结果。

（4）**熔点**　记录采用第几法，仪器型号或标准温度计的编号及其校正值，除硅油外的传温液名称，升温速度；供试品的干燥条件，初熔及全熔时的温度（估计读数到0.1℃），熔融时是否有同时分解或异常的情况等。每一供试品应至少测定2次，取其平均值，并加温度计的校正值；遇有异常结果时，可选用正常的同一药品再次进行测定，记录其结果并进行比较，再得出单项结论。

（5）**比旋度**　记录仪器型号、测定旋光度时的温度，供试品的称量及其干燥失重或水分，供试液的配制或水分，供试液的配制，旋光管的长度，零点（或停点）和供试液旋光度的测定值各 3 次的读数，平均值，以及比旋度的计算等。

（6）吸收系数　记录仪器型号与狭缝宽度，供试品的称量（平行试验 2 份）及其干燥失重或水分，溶剂名称与检查结果，供试液的溶解稀释过程，测定波长（必要时应附波长校正和空白吸收度）与吸收度值（或附仪器自动打印记录），以及计算式与结果等。

2. 鉴别

（1）呈色反应或沉淀反应　记录简要的操作过程，供试品的取用量，所加试剂的名称与用量，反应结果（包括生成物的颜色，气体的产生或异臭，沉淀物的颜色或沉淀物的溶解等）。采用药典附录中末收载的试液时，应记录其制备方法或出处。多批号供试品同时进行检验时，如结果相同，可只详细记录一个批号的情况，其余批号可记为同编号××××的情况与结论；遇有结果不同时，则应分别记录。

（2）薄层色谱（或纸色谱）　记录室温及湿度，薄层板所用的吸附剂（或层析纸的预处理），供试品的预处理，供试液与对照液的制备及其点样量，展开剂、展开距离、显色剂，色谱示意图；必要时，计算出 R_f 值。

（3）气（液）相色谱　如为引用检查或含量测定项下所得的色谱数据，记录可以简略；但应注明检查（或含量测定）项记录的页码。

（4）可见－紫外吸收光谱特征　同吸收系数项下的要求。

（5）红外光吸收图谱　记录仪器型号，环境温度与湿度，供试品的预处理和试样的制备方法，对照图谱的来源（或对照品的图谱），并附供试品的红外光吸收图谱。

3. 检查

（1）pH（包括原料药与制剂采用 pH 检查的"酸度、碱度或酸碱度"）记录仪器型号，室温，定位用标准溶液的名称，校准用标准缓冲液的名称及其校准结果，供试溶液的制备，测定结果。

（2）溶液的澄清度与颜色　记录供试液的制备，浊度标准液的级号，标准比色液的色调与色号或所用分光光度计的型号和测定波长，比较（或测定）结果。

（3）氯化物（或硫酸盐）记录标准溶液的浓度和用量，供试液的制备，比较结果。必要时应记录供试液的前处理方法。

（4）干燥失重　记录电子或分析天平的型号，干燥条件（包括温度，真空度，干燥剂名称，干燥时间等），各次称重及恒重数据（包括空称量称重及其恒重值，取样量，干燥后的恒重值）及计算等。

（5）水份（费休氏法）　记录实验室的湿度，供试品的称量（平行试验 3 份），消耗费休氏试液的体积数，费休氏试液标定的原始数据（平行试验 3 份），计算式与结果，以平均值报告。

（6）水分（甲苯法）　记录供试品的称量，出水量，计算结果；并应注明甲苯用水饱和的过程。

（7）炽灼残渣（或灰分）　记录炽灼温度，空坩埚恒重值，供试品的称量，炽灼后残渣与坩埚的恒重值，计算结果。

（8）重金属（或铁盐）　记录采用的方法，供试液的制备，标准溶液的浓度和用量，比较结果。

（9）砷盐（或硫化物）　记录采用的方法，供试液的制备，标准溶液的浓度与用量，比较结果。

（10）无菌　记录培养基的名称和批号，对照用菌液的名称，供试液的制备及其预处理方法，供试液的接种量，培养温度，培养期间逐日观察的结果（包括阳性管的生长情况），结果判断。

（11）（片剂或滴丸剂的）重量差异　记录 20 片（或丸）的总重量及其平均片（丸）重，限度范围，每片（丸）的重量，超过限度的片数，结果判断。

（12）崩解时限　记录仪器型号，介质名称和温度，是否加挡板，在规定时限（注明标准中规定的时限）内的崩解或残存情况，结果判断。

（13）含量均匀度　记录供试液（必要时，加记对照液）的制备方法，仪器型号，测定条件及各测量值，计算结果与判断。

（14）溶出度（或释放度）　记录仪器型号，采用的方法，转速，介质名称及其用量，取样时间，限度（Q），测得的各项数据（包括供试液的稀释倍数和对照液的制备），计算结果与判断。

（15）（注射液的）澄明度　记录检查的总支（瓶）数，观察到的异物名称和数量，不合格的支（瓶）数，结果判断（保留不合格的检品作为留样，以供复查）。

4. 含量测定

（1）容量分析法　记录供试品的称量，简要的操作过程，指示剂的名称，滴定液的名称及其浓度（mol/L），消耗滴定液的体积，空白试验的数据，计算式与结果。电位滴定法应记录采用的电极；非水滴定要记录室温；用于原料药的含量测定时，所用的滴定管与移液管均应记录其校正值。

（2）重量分析法　记录供试品的称量，简要的操作方法，干燥或灼烧的温度，滤器（或坩埚）的恒重值，沉淀物或残渣的恒重值，计算式与结果。

（3）紫外分光光度法　记录仪器型号，检查溶剂是否符合要求的数据，吸收池的配对情况，供试品与对照品的称量（平行试验各 2 份）及其溶解和稀释情况，核对供试品的最大吸收峰波长是否正确，狭缝宽度，测定波长及其吸收度值（或附仪器自动打印记录），计算式及结果。必要时应记录仪器的波长校正情况。

（4）薄层扫描法　除应按（2. 鉴别（2）薄层色谱）记录薄层色谱的有关内容外，尚应记录薄层扫描仪的型号，扫描方式，供试品和对照品的称量（平行试验各 2 份），测定值，结果计算。

（5）气相色谱法　记录仪器型号，检测器及其灵敏度，色谱柱长与内径，柱填料与固定相，载气和流速，柱温，进样口与检测器的温度，内标溶液，供试品的预处理，供试品与对照品的称量（平行试验各 2 份）和制备过程，进样量，测定数据，计算式与结果；并附色谱图。标准中如规定有系统适用性试验者，应记录该试验的数据（如理论板数，分离度，校正因子的相对标准偏差等）

（6）高效液相色谱法　记录仪器型号，检测波长，色谱柱与柱温，流动相与流速，内标溶液，供试品与对照品的称量（平行试验 2 份）和溶液的制备过程，进样量，测定数据，计算式与结果；并附色谱图。如标准中规定有系统适用性试验者，应记录该试验的数据（如理论板数，分离度，校正因子的相对标准偏差等）。

二、检验报告书

（一）检验报告书的书写要求

药品检验报告书是对药品质量作出的技术鉴定，是具有法律效力的技术文件。药品检验人员应本着严肃负责的态度，根据检验原始记录，认真地、公正地填写药品检验报告书，同时必须做到以下几个方面。

（1）检验依据准确，数据无误，结论明确，文字简洁，书写清晰，有检验专用章。

（2）检验报告书的格式应规范，每一张药品检验报告书只针对一个药品批号。

（3）应在"药品检验报告书"字样之前冠以药品检验单位的全称，并依次填写检验报告书的表头内容。

（4）报告书表头之下的首行，横向列出"检验项目"、"标准规定"和"检验结果"三个栏目。"检验项目"下，按质量标准列出［性状］、［鉴别］、［检查］与［含量测定］等大项目，大项目名称需添加方括号。每一个大项下所包含的具体检验项目名称和排列顺序，应按质量标准上的顺序书写（表1-2）。

（5）药品检验报告书的结论应包括检验依据和检验结论。

①全部项目检验均合格，习惯称为"全检合格"，结论写"本品按×××检验，结果符合规定"。

②全部检验项目中只要有一项不符合规定，即判为不符合规定，结论写"本品按×××检验，结果不符合规定"。

③若非全部项目检验，合格的写"本品按×××检验上述项目，结果符合规定"；如有一项不合格时，则写"本品按×××检验上述项目，结果不符合规定"。

表1-2　药品检验所药品检验报告书样张

编号：

药品检验所药品检验报告书

检品名称：	检品编号：	检验目的
批号：	规格：检验项目	
生产单位：	供样单位：	检验日期
检验依据：		报告日期
检验项目	标准规定　检验结果	
【性状】		
【鉴别】		
【检查】		
【含量测定】		

结论：

负责人：　　　　　　复核人：　　　　　　检验人：

（二）药品检验报告书的填写说明

1. 表头栏目的填写说明

（1）检品名称 应按药品包装上的品名填写。

（2）剂型 按检验的实际剂型填写。如片剂、胶囊剂、注射剂等。

（3）规格 按质量标准规定填写。如原料药填"原料药（供口服用）"或"原料药（供注射用）"；片剂或胶囊剂填"×× mg"或"0. ×g"等；注射液或滴眼剂填"×ml：×mg"等；软膏剂填"×g：×mg"等；没有规格的填"/"或"—"。

（4）国别、厂名、生产单位或产地"产地"仅适用于药材，其余均按药品包装实样填写。

（5）批号 按药品包装实样上的批号填写。

（6）有效期 按药品包装所示填写有效期。

（7）批量 指该批药品总的数量

（8）检验项目 有"全检"、"部分检验"或"单项检验"。"单项检验"应直接填写检验项目名称，如"热原"或"无菌"等。

（9）检验依据 国产药品按药品监督管理部门批准的质量检验标准检验。已成册的质量标准应写明标准名称、版本和部、册等，如：《中国药典》2010 年版第二部。

（10）取样日期 按取样的年、月、日填写

（11）报告日期 指签发报告书的日期。

2. 检验项目的填写说明

（1）性状

在"标准规定"下，外观性状按质量标准内容书写。"检验结果"下，合格的写"符合规定"，必要时可按实况描述；不合格的，应先写出不符合标准规定之处，再加写"不符合规定"。

（2）鉴别

常用一组试验组成，应将质量标准中鉴别项下的试验序号（1）（2）等列在"检验项目"栏下。每一序号之后应加注检验方法简称，如化学反应、薄层色谱、高效液相色谱、紫外光谱、红外光谱、显微特征等。

凡属显色或沉淀反应的，在"标准规定"下写"应呈正反应"；"检验结果"下根据实际反应情况写"呈正反应"或"不呈正反应、不符合规定"。

若鉴别试验采用分光光度法或薄层色谱法，在"标准规定"下按质量标准内容，用简洁的文字书写，"检验结果"下列出具体数据，或写"与对照图谱一致（或不一致）"或"与对照品相同（或不同）"。

（3）检查

pH、水分、干燥失重、炽灼残渣或相对密度。若质量标准中有明确数值要求的，应在"标准规定"下写实测数值（但炽灼残渣小于0.1%时，写"符合规定"）；实测数值超出规定范围时，应在数值之后加写"不符合规定"。

有关物质、硫酸盐、铁盐、重金属等检查方法若质量标准中有明确数值要求的，应在"标准规定"下写出；但以文字说明为主，且不易用数字或简单的语言确切表达

的，此项可写"符合规定"。在"检验结果"下如测得有准确数值的，写实测数据，数据不符合标准规定时，应在数据之后加写"不符合规定"；如仅为限度，不能测得准确数值时，则写"符合规定"或"不符合规定"。

（4）含量测定

在"标准规定"下，按质量标准的内容和格式书写；在"检验结果"下写出相应的实测数值，数值的有效数应与质量标准中的要求一致。

知识链接

实验室的管理

1. 分析仪器和设备的使用与维修保养管理

（1）要登记仪器、设备的名称、型号、生产厂家名称、生产日期、本单位内部的固定资产设备登记号及安装地点，并存档。

（2）检查并记录所用的仪器、设备是否符合规定的规格标准；检查并确保该仪器、设备的使用说明书、维修保养手册和备件齐全；检查安装是否恰当，水、电及管路连接是否符合要求。

（3）分析仪器属于精密仪器，必须置于恒温、恒湿、防震、防尘及避光等条件或仪器规定条件下使用，并由专人负责。为了保证分析测试数据准确可靠，分析仪器必须按规定定期校验。

（4）每种分析仪器应有正确的仪器操作规程，操作人员应先熟识仪器性能才能操作，并严格按照仪器操作规程进行各项分析。仪器出现故障时，由仪器的负责人提出维修申请，报请主管领导，经批准后方可进行维修。维修人员必须是专业技术人员，最好是生产厂家的专业技术人员。其他任何人不可对仪器进行乱动。维修完毕，由维修人员填写维修记录，存入仪器档案。

（5）操作人员进行仪器操作完毕后，应如实填写使用记录，进行清场工作后方可离去。

2. 化学试剂的贮存与处理

（1）实验试剂应单独贮藏于专用的化学试剂贮存室内。该贮存室应阴凉避光，防止阳光直射及室温偏高造成试剂变质、失效。试剂贮存量应尽可能少，能满足正常使用即可。

（2）化学试剂贮存室应设在安全位置，远离实验室、办公室。室内严禁明火，消防灭火设施器材完备，以防一旦事故发生造成伤害或损失。化学试剂贮存室应有良好的耐腐蚀、防爆性能，通风良好，温度一般保持室温（一般为 $5 \sim 25$℃）。

（3）盛放化学试剂的贮存柜需用防尘、耐腐蚀、避光的材质制成，取用方便。化学检验中使用的化学试剂种类繁多，性质相互抵制的化学危险物品，

不得在同一柜或同一贮存室存放。须严格按其性质（如剧毒、麻醉、易燃、易爆、易挥发、强腐蚀等）和贮存要求分类存放。分类：一般按液体、固体分类；每一类又按有机、无机、危险品、低温贮存等再次归类，按序排列，分别放整齐，造册登记。

贮存：易潮解吸湿、易失水风化、易挥发、易吸收二氧化碳、易氧化、易吸水变质的化学试剂，需密闭或蜡封保存；见光易变色、分解、氧化的化学试剂需避光保存；爆炸品、剧毒品、易燃品、腐蚀品等应单独存放；溴、氨水等应放在普通冰箱内，某些高活性试剂应低温干燥贮存。

（4）化学试剂的贮存由专人负责（oc 员）。oc 员应该具备高度责任心和一定的专业知识，并经过专业培训且经考核合格，保证化学试剂按规定要求贮存。

（5）各种试剂均应包装完好，封口严密，标签完整，内容清晰，发现试剂瓶上标签掉落或将要掉落模糊时，应立即重新贴好标签。

（6）剧毒试剂应执行双人双锁设专柜保管，使用时实行双人复核制。保管人员按领取单发放，严禁超额领取，如操作在一个班内无法完成，必须采取有效措施防止可能的意外发生；发放完毕，由保管人、复核人双人用专用封签封口，注明余量、日期。对毒性物品应每季检查一次贮存情况，发现问题立即采取措施并报告质保负责人。化验室领回的毒性物品由操作人员管理使用，化验中心负责人监护使用过程。使用过程中剩余毒性物品如仍可利用，应退回，实验完毕，毒性废弃液、剩余不可用毒性物品必须在中心化验室主任的监督下采用适宜的方法进行处理，并做好记录。

（7）标准物质的管理。管理员每年年底根据企业生产品种，作出标准物质计划和文字说明。内容包括标准物质的名称、数量、库存量、检验品种名称，报负责人批准。

①标准品的购买。国内一般到省、市药检所或中国药品生物制品检定所直接购买。

②标准品的接收。应检查包装完好、洁净、封口严密，标签完好、清楚；与购买单是否一致；对购进的标准品和对照品标签注明购进日期，并填写标准品、对照品入库与发放记录。

③标准物质的贮存。标准物质应存放于干燥器内，必要时存放于冰箱冷藏室内。贮存期限一般按国家药品标准中原料药的有效期执行；没有有效期的，贮存期一般为三年。

④标准物质的发放。发放时检查与发放记录上登记的数量是否一致，无误后方可发放。发放后填写"标准品、对照品入库与发放记录"，内容包括品名、领取日期、批号、来源、失效期、标示值、领取数量、使用数量、结余数量、使用日期、使用人等。

（8）滴定液的管理

①环境要求。滴定、标定室内应干燥、通风良好，并避免阳光直射。需有空调设施，配制、标定和复标时应控制温度在 $20℃±5℃$、相对湿度 $45\%～65\%$。

②操作要求。配制、标定和复标均按《中国药典》规定的方法进行操作。玻璃量器应有计量合格证。配好的滴定液须放在与溶液性质相适应的洁净瓶中，贴好"待标"标签（品名、浓度、配制人、配制日期）。标定的相对偏差不得大于 0.1%。由第二人进行复标，其相对偏差不得大于 0.15%，否则重标。所有操作均应有记录（配制、标定、复标）。复标后合格的标准溶液须贴签，内容包括品名、浓度、F 值、配制人、标定者、标定温度、日期、复标者、复标温度、复标日期、有效期等。

③滴定液的有效期一般为 3 个月。超过有效期不得使用，必须重新标定。

④有特殊要求的滴定液贮存条件见表 1－1。

表 1－1　常用滴定液特殊贮存条件

滴定液名称	贮存条件要求
乙二胺四乙酸二钠（EDTA）滴定液	置玻璃塞瓶中避光保存，避免与橡皮塞、橡皮管接触
氢氧化钠滴定液	置聚乙烯塑料瓶中密封保存，塞中有 2 孔，孔中分别插入玻璃管一支，一支与钠石灰管相连，另一支供吸取本液
亚硝酸钠滴定液	置玻璃塞棕色瓶中密闭保存
甲醇钠滴定液	置密闭的附有滴定装置的容器内，避免与空气中的二氧化碳及湿气接触
碘滴定液	置玻璃塞棕色瓶中密闭，于凉处保存
高氯酸滴定液	置棕色玻璃瓶中密闭保存

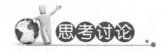

思考讨论

1. 检验原始记录和检验报告书分别有什么作用？
2. 在书写原始记录时应注意什么问题？
3. 用容量分析进行含量测定时，应注意记录哪些条件？为什么？
4. 在药典中选取一种药品的质量标准，设计其检验原始记录和检验报告书。

知识三　药品质量标准

一、药品质量标准

药品标准是国家对药品质量、规格及检验方法所作的技术规定，是药品生产、供应、使用和监督管理部门共同遵循的法定依据。药品标准收载在药典的正文部分，是药典的主体内容。我国现行的药品质量标准是国家药品标准。国家药品标准包括《中华人民共和国药典》（简称《中国药典》）、药品注册标准和其他药品标准。国家药品标准由国家药典委员会负责制定和修订，由国家食品药品监督管理局颁布实施。

药典是一个国家记载药品标准的法典，是国家管理药品生产和实施质量检验的依据。药典的重要特点体现在他的法定性和体例的规范化。法定性是药典同其它法一样，具有法律约束力。规范化是指全书按一定的体例进行编排。药品检验应严格按照药典规定的项目和方法进行，只有符合药品标准的药品才是合格的药品。生产、销售和使用不符合国家药品标准的药品，均属于违法行为。

二、《中国药典》介绍

《中华人民共和国药典》简称《中国药典》，如用英文表示则为 Chinese Pharmaco-poeia（缩写为 Ch. P）。自 1949 年新中国建立后，国家药典委员会先后共出版了 9 个版次（1953、1963、1977、1985、1990、1995、2000、2005、2010 年版）的《中国药典》。《中国药典》除 1953 年版为一部和 2005 年版、2010 年版为三部外，其他版次均为两部。2005 年版药典首次将《中国药典》分为三部，其中一部收载中药材、中药饮片及成方制剂；二部收载化学药品、抗生素、生化药品、放射性药品及其制剂；第三部是将原《中国生物制品规程》并入《中国药典》，单独收载生物制品。

《中国药典》2010 年版为现行版本，于 2010 年 1 月出版发行，2010 年 7 月 1 日起正式执行。2010 年版《中国药典》在 2005 年版的基础上，做了大幅度的增修订和新增品种的工作。

《中国药典》内容包括凡例、正文、附录和索引四个部分。

（一）凡例

凡例是解释和正确地使用《中国药典》进行质量鉴定的基本原则，并把与正文品种、附录及质量检定有关的共性问题加以规定，避免在全书中重复说明。"凡例"中的有关规定具有法定的约束力。

药品检验工作者在按照《中国药典》进行质量检定时，必须掌握凡例条文的内容和含义，并在检验过程中切实遵照执行。

凡例和附录中使用"除另有规定外"这一修饰语，表示存在与凡例或附录有关规定未能概括的情况时，在正文各论中另作规定。

（二）正文

正文部分专门收载药品或制剂的质量标准。药品的质量标准的内容一般应包括：法定名称、结构式、分子式和分子量、来源、性状、鉴别、纯度检查、含量测定、类别、剂量、规格、贮藏、制剂等。正文品种收载的中文药品名称系按照《中国药品通用名称》收载的名称及命名原则命名，《中国药典》收载的中文药品名称均为法定名称。英文名称除另有规定外，均采用国际非专利药品名（INN）。

（三）附录

附录是药典的重要组成部分。《中国药典》（2010 年版）二部附录包括：制剂通则、药用辅料、一般鉴别试验、分光光度法、色谱法、有关理化常数测定法、有关滴定法及测定法、一般杂质检查法、有关检查法及测定法、制剂检查法及测定法、抗生素效价测定法及安全检查法、升压素生物测定法等测定法、放射性药品检定法、生物检定统计法、试药、试纸、试液、缓冲液、指示剂与指示液、滴定液、标准品与对照品表以及制药用水、灭菌法、原子量表及指导原则等内容。附录中共收载 19 个指导原则。

（四）索引

中国药典（2010 年版）二部的索引分为两种：一是中文索引（按汉语拼音顺序排序）、二是英文名和中文名对照索引。中国药典除有中文的品名目次外，在书末还有汉语拼音索引和英文索引。

知识拓展

《中国药典》（2010 年版）·二部凡例简介

（1）溶解度　溶解度是药品的一种物理性质。各品种项下选用的部分溶剂及其在该溶剂中的溶解性能，可供精制或制备溶液时参考；对在特定溶剂中的溶解性能需作质量控制时，在该品种检查项下另作具体规定。药品的近似溶解度以下列名词术语表示：

①极易溶解　系指溶质 1g（或 1ml）能在溶剂不到 1ml 中溶解。

②易溶　系指溶质 1g（或 1ml）能在溶剂 1ml～不到 10ml 中溶解。

③溶解　系指溶质 1g（或 1ml）能在溶剂 10ml～不到 30ml 中溶解。

④略溶　系指溶质 1g（或 1ml）能在溶剂 30ml～不到 100ml 中溶解。

⑤微溶　系指溶质 1g（或 1ml）能在溶剂 100ml～不到 1000ml 中溶解。

⑥极微溶解　系指溶质 1g（或 1ml）能在溶剂 1000ml～不到 10000ml 中溶解。

⑦几乎不溶或不溶　系指溶质 1g（或 1ml）在溶剂 10000ml 中不能完全溶解。

试验方法：除另有规定外，称取研成细粉的供试品或量取液体供试品，置于（25±2）℃定容量的溶剂中，每隔 5min 强力振摇 30s；观察 30min 内的溶解情况，如无目视可见的溶质颗粒或液滴，即视为完全溶解。

（2）物理常数　物理常数包括相对密度、馏程、熔点、凝点、比旋度、折射率、黏度、吸收系数、碘值、皂化值和酸值等。其测定结果不仅对药品具有鉴别意义，也可反映药品的纯度，是评价药品质量的主要指标之一。

（3）制剂的规格　系指每一支、片或其他每一个单位制剂中含有生药的重量（或效价）或含量（%）或装量。注射液项下，如为"1ml：10mg"，系指 1ml 中含有主药 10mg；对于列有处方或标有浓度的制剂，也可同时规定装量规格。

（4）贮藏项下的规定　系对药品贮存与保管的基本要求，以遮光、密闭、密封、熔封和严封、阴凉处、凉暗处、冷处、常温等名词术语表示。

（5）检验方法和限度

①本版药典收载的原料药及制剂，均应按规定的方法进行检验；如采用其他方法，应将该方法与规定的方法做比较试验，根据试验结果掌握使用，但在仲裁时仍以本版药典规定的方法为准。

②标准中规定的各种纯度和限度数值以及制剂的重（装）量差异，系包括上限和下限两个数值本身及中间数值。规定的这些数值不论是百分数还是绝对数字，其最后一位数字都是有效位。

试验结果在运算过程中，可比规定的有效数字多保留一位数，而后根据有效数字的修约规则进舍至规定有效位。计算所得的最后数值或测定读数值均可按修约规则进舍至规定的有效位数，取此数值与标准中规定的限度数值比较，以判断是否符合规定的限度。

③原料药的含量（%），除另有注明者外，均按重量计。如规定上限为100%以上时，系指用本药典规定的分析方法测定时可能达到的数值，它为药典规定的限度或允许偏差，并非真实含有量；如未规定上限时，系指不超过101.0%。

（6）标准品、对照品　系指用于鉴别、检查、含量测定的标准物质。标准品与对照品（不包括色谱用的内标物质）均由国务院药品监督管理部门指定的单位制备、标定和供应。标准品系指用于生物检定、抗生素或生化药品中含量或效价测定的标准物质，按效价单位（或 lUg）计，以国际标准品进行标定；对照品除另有规定外，均按干燥品（或无水物）进行计算后使用。

（7）计量单位

①法定计量单位名称和单位符号如下。

长度：米（m），分米（dm），厘米（cm），毫米（mm），微米（μm），纳米（nm）。体积：升（L），毫升（ml），微升（μl）。

质（重）量：千克（kg），克（g），毫克（mg），微克（tlg），纳克（ng），皮克（pg）。压力：兆帕（MPa），千帕（kPa），帕（Pa）。动力黏度：帕秒（Pa·s），毫帕秒（mPa·s）。密度：千克每立方米（kg/m³），克每立方厘米（g/cm³）。

②本药典使用的滴定液和试液的浓度，以 mol/L（摩尔/升）表示者，其浓度要求精密标定的滴定液用"XXX 滴定液（YYY mol/L）"表示；作其他用途不需要精密标定其浓度时，用"YYY mol/L XXX 溶液"表示，以示区别。

③温度以摄氏度（℃）表示。水浴温度，除另有规定外，均指98～100℃。热水，系指70～80℃。微温和温水，系指40～50℃。室温，系指10～30℃。冷水，系指2～10℃。冰浴，系指约0℃。放冷，系指放冷至室温。

④百分比用"%"符号表示，系指质量的比例；但溶液的百分比，除另有规定外，系指溶液100ml中含有溶质若干克；乙醇的百分比，系指在20℃时容量的比例。

此外，根据需要可采用下列符号:%（g/g），表示溶液100g中含有溶质若干克;%（ml/ml），表示溶液100ml中含有溶质若干毫升;%（ml/g），表示溶液100g中含有溶质若干毫升;%（g/ml），表示溶液100ml中含有溶质若干克。

⑤液体的滴，系在20℃时，以1.0ml水为20滴进行换算。

⑥溶液后标示的"（1—10）"等符号，系指固体溶质1.0g或液体溶质1.0ml加溶剂使有主药10mg。

⑦乙醇未指明浓度时，均系指95%（ml/ml。）的乙醇。

（8）精确度

①试验中供试品与试药等"称重"或"量取"的量，均以阿拉伯数字表示，其精确度可根据数值的有效数位来确定，如称取"0.1g"，系指称取质量可为0.06～0.14g；称取"2g，系指称取质量可为1.5～2.5g；称取"2.0g"，系指称取质量可为1.95～2.05g；称取"2.00g"，系指称取质量可为1.995～2.005g。

"精密称定"系指称取质量应准确至所取质量的千分之一；"称定"系指称取质量应准确至所取质量的百分之一；"精密量取"系指量取体积的准确度应符合国家标准中对该体积移液管的精密度要求；"量取"系指可用量筒或按照量取体积的有效数位选用

量具。取用量为"约"若干时，系指取用量不得超过规定量的±10%。

②恒重，除另有规定外，系指供试品连续两次干燥或炽灼后的质量差异在0.3mg以下的质量；干燥至恒重的第二次及以后各次称重均应在规定条件下继续干燥1h后进行；炽灼至恒重的第二次称重应在继续炽灼30min后进行。

③试验中规定"按干燥品（或无水物，或无溶剂）计算"时，除另有规定外，应取未经干燥（或未去水，或未去溶剂）的供试品进行试验，并将计算中的取用量按检查项下测得的干燥失重（或水分，或溶剂）扣除。

④试验中的"空白试验"，系指在不加供试品或以等量溶剂替代供试液的情况下，按同法操作所得的结果；含量测定中的"并将滴定的结果用空白试验校正"，系指按供试品所消耗滴定液的量（ml）与空白试验中所耗滴定液量（ml）之差进行计算。

⑤试验时的温度未注明者，系指在室温下进行；温度高低对试验结果有显著影响者，除另有规定外，应以（25±2）℃为准。

（9）试药、试液、指示剂

①试验用的试药，除另有规定外，均应根据附录试药项下的规定，选用不同等级并符合国家标准或国务院有关行政主管部门规定的试剂标准。试液、缓冲液、指示剂与指示液、滴定液等，均应符合附录的规定或按照附录的规定制备。

②试验用水，除另有规定外，均系指纯化水。酸碱度检查所用的水，均系指新沸并放冷至室温的水。

③酸碱性试验时，如未指明用何种指示剂，均系指石蕊试纸。

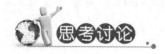

思考讨论

1. 苯巴比妥含 $C_{12}H_{12}N_2O_3$ 的合格范围是多少？

2. 如何查阅"丙二酰脲类的鉴别反应"？试述查阅的方法。

3. 凡例对"酸度"检查中所用的"水"是如何规定的？

4. 何谓"恒重"？

5. "3%无水碳酸钠溶液"应如何制备？其浓度需要准确标定吗？

6. "硝酸银滴定液（0.1mol/L）"应如何制备？其浓度需要准确标定吗？如何标定？

第二章

检验基础

实验一　容量仪器的校正

一、概述

药品分析结果必须准确，这就要求有可靠的分析方法、性能合格的仪器设备和准确熟练的操作。其中检验方法已在药典及各级药品标准中制定。准确熟练的操作则要求药检人员通晓检验方法原理，善于积累工作经验，掌握要点，达到操作熟练、准确。对于仪器设备，由于科学技术的进步，仪器分析方法的大量采用，必须要求其性能可靠，检定合格，符合药品质量检验的要求，否则，即使方法可靠、操作准确，也得不到正确的方法。

对所有的药品分析检验，离不开容量仪器，可以说，容量仪器所有分析试验的基础，因而对容量仪器的体积的准确性要求就更高。一般来说，容量分析的精密度要求在 ±0.1%。但容量仪器的容积并不一定与它标称容量体裁衣完全一致，即刻度不一定十分准确，因此地实验前，尤其对于准确度要求较高的工作，必须予以校正，以确保测量体积的准确性。

（一）容量的定义及单位

容量系指在一定条件下容器内可容纳物质（液体、气体或固体微粒）体积或质量的量。测量液体体积的基本单位是升。1901 年第三届国际计量大会定义"升"是 1000g 纯水在它最大密度（4℃）和标准大气压下所占的体积。1964 年第十二届国际计量大会定义 1L=1dm³，1984 年，我国公布的法定计量单位规定，规定计量单位一律采用法定计量单位，其中规定法定容积法定计量单位为 m^3，以及它的十倍数和分位数，还包括国家选定的非国际单位制单位升（L），其换算关系为 $1L=10^{-3}m^3$。

（二）量器使用中的几个名称

1. 标准温度

由于玻璃具有热胀冷缩的特性，因此玻璃量器的容积也会随温度改变而改变，因此规定某一温度为标准温度，即量器的标称容量是在该温度下标定的。国际上规定以 20℃为标准温度（热带地区推荐为 27℃），我国采用 20℃为标准温度。玻璃量器的标称容量是在标准温度下量入或量出的液体，故在检定其容量的准确度时，应将在温度 t℃时测定的容量换算为标准温度 20℃的容量。

2. 标称容量

量器上标出的标线和数字（通过标准量器给出）称为量器在标准温度 293K 时的标

称容量。

3. 玻璃容器的分级

玻璃容器按其标称容量准确度的高低分为 A 级和 B 级两种。此外还有一种 A2 级，实际上是 A 级的副品。量器上均有相应的等级标志，如无上述字样符号，则表示此类量器不分级别，如量筒等。

4. 量器的容量允差

由于制造工艺的限制，量器的实际容量与标称容量之间必然存在或多或少的差值。但是，为保证量器的准确度，这种差值必须符合一定的要求。允许存在的最大差值叫容量允差（293K）。

容量允差主要是根据量器的结构、用途和生产的工艺水平确定的。对于有分度的量器，容量允差应包括从零分度至任意分度的最大误差和任意两分度之间的最大误差均不得超过允差。但由于目前工艺上的限制，对后者的要求尚未特别强调。

容量允差是量器的重要技术指标。使用时了解并熟悉这一指标，无疑对正确选用量器和合理的要求测定结果都是十分重要的。

表 2 – 1　293K 时滴定管、吸量管和移液管的标称容量允差

标称容量 /ml	滴定管允差/ml			分度吸管允差/ml			无分度吸管允差/ml	
	A 级	A2 级	B 级	A 级	A2 级	B 级	A 级	B 级
100	0.1	0.15	0.2		0.15		0.08	0.16
50	0.05	0.075	0.1	0.1	0.075	0.2	0.05	0.10
25	0.04	0.06	0.08	0.05	0.075	0.1	0.03	0.06
10	0.025	0.038	0.05	0.05	0.038	0.1	0.02	0.04
5	0.01	0.015	0.02	0.025	0.015	0.05	0.015	0.03
2	0.005	0.008	0.01	0.01	0.012	0.02	0.01	0.02
1	0.005	0.008	0.01	0.008		0.016	0.007	0.015

表 2 – 2　293K 时容量瓶的标称容量允差

标称容量/ml	1000	500	250	200	100	50	25	10	5
A 级允差/ml	0.4	0.25	0.15	0.15	0.1	0.05	0.03	0.02	0.02
B 级允差/ml	0.8	0.5	0.3	0.3	0.1	0.1	0.06	0.04	0.04

5. 流出时间和等待时间

当水自量器中流出时，流出速度不同，残存于量器内壁的水量就不同，因而直接影响量器示值的准确度，所以必须对流出时间和等待时间作出规定。

流出时间是量器内以水充到全量标线（即最高标线），然后通过排液嘴自然流出至最低标线所需时间（s）。

等待时间是指在被检量器中，当水流至所需标线以上约 5mm 处时，需要等待的一定时间。目的是让残留在量器内壁上的水全部流下，然后再调整液面至所需读数的位置

表 2-3　吸量管的流出时间和等待时间

标称容量/ml	无分度吸管流出时间/s		分度吸管流出时间/s	
	A 级	B 级	A，A2 级	B 级
1-2	7-12	5-12	15-25	10-25
5	15-25	10-25	15-25	10-25
10	20-30	15-30	20-30	15-30
25	25-35	20-35	25-40	20-40
50	30-40	25-40	30-45	25-45
100	35-45	30-45		
等待时间/s	15	3	15	3

表 2-4　滴定管的流出时间和等待时间

标称容量/ml	A，A2 级流出时间/s	B 级流出时间/s
1-2	20-35	15-35
5	30-45	20-45
10	30-45	20-45
25	45-70	35-70
50	60-90	50-90
100	70-100	60-100
等待时间/s	自然流出至标线以上约 5 mm 处，等 30 s 后，在 10s 内调至标线。	

（三）容量计量及校正原理

容量计量的方法常有三种：衡量法、容量比较法和测定法。

衡量法原理：是通过称量被测定量器中量入或量出介质的表观质量，并根据该温度下介质的密度进行计算，得到量器在标准温度 20℃ 时容量的方法。

校正的原理是：精密称定充满该容器（容量瓶）的水质量或精密称定从量器（滴定管）中放出的一定体积的水的质量，根据实验环境的温度以及该温度下水的相对密

度量器的精密体积。

二、容量仪器的校正

校准的方法有称量法和相对校准法。称量法的原理是：用分析天平称量被较量器中量入和量出的纯水的质量 m，再根据纯水的密度 ρ 计算出被较量器的实际容量。由于玻璃的热胀冷缩，所以在不同温度下，量器的容积也不同。因此，规定使用玻璃量器的标准温度为 20℃。各种量器上表出的刻度和容量，称为在标准温度 20℃量器时的标称容量。

在实际校准工作中，容器中水的质量是在室温下和空气中称量的。因此必须考虑如下三方面的影响：①由于空气浮力使质量改变的校正；②由于水的密度随温度而改变的校正；③由于玻璃容器本身容积随温度而改变的校正。

考虑了上述的影响，可得出 20℃容量为 1L 的玻璃容器，在不同温度时所盛水的质量（表 2 - 5）。根据此计算量器的校正值十分方便。例如：某支 25ml 移液管在 25℃放出的纯水的质量为 24.921g；密度为 0.99617g/ml，计算该移液管在 20℃时的实际容积。

$$V = 24.921g / 0.99617g/ml = 25.02ml$$

则这支移液管的校正值为 25.02ml – 25.00ml = +0.02ml

表 2 - 5　不同温度下用水充满 20℃时容积为 1L 的玻璃容器，

于空气中以黄铜砝码称取水后求得密度

温度（℃）	密度（g/ml）	温度（℃）	密度（g/ml）	温度（℃）	密度（g/ml）
7	0.99850	15	0.99793	23	0.99660
8	0.99848	16	0.99780	24	0.99638
9	0.99844	17	0.99765	25	0.99617
10	0.99839	18	0.99751	26	0.99593
11	0.99832	19	0.99734	27	0.99569
12	0.99823	20	0.99718	28	0.99544
13	0.99814	21	0.99700	29	0.99518
14	0.99804	22	0.99680	30	0.99491

（一）滴定管容积的校正

在洗净的滴定管中加入蒸馏水，排除滴定管内的气泡，然后加水至水的弯月面最低处与滴定管的零刻线相切，从滴定管中放出 5ml 水到一事先已精密称量的干燥三角瓶中，精密称定三角瓶质量。由两次质量差和该温度下水的相对密度可计算出 0 ~ 5ml 段滴定管的实际体积。

同样方法，可分别得出滴定管的各段的体积。注意：校正时每次都从 0 开始，10ml 以上的滴定管一般每 5ml 为一校正段，每段至少重复操作 2 次，每 2 次校正值之差应小于）0.02ml。否则，重新校正。

知识拓展

滴定管校正规程

1 说明

1.1 本规程适用于具塞 1、2、5、10、25、50ml 滴定管的检定。

1.2 检定的原理采用衡量法：即是用天平称量滴定管中纯水的质量，然后按照该温度下纯水的密度，算出滴定管的容积。

2 检定项目和技术要求

2.1 滴定管的玻璃应清澈、透明。

2.2 分度线和量的数值应清晰、完整、耐久，分度线应平直，分格均匀并必须与器轴相垂直，相邻两分度线的中心距离应大于 1mm。

2.3 滴定管应具有下例标记：厂名和商标、标准温度（20℃）、等待时间（txx S）、用法标记（量出式用"Ex"）、标称总容量与单位（xxml）、准确度等级（A、B）。

2.4 滴定管玻璃活塞密合性 当水注至最高标线时，活塞要任意情况下（不涂油脂）停留 20mim，漏水量应不超过一小格。

2.5 容量允差、水的流出时间和等待时间、分度线宽度等均应符合下表规定。

3. 检定条件

3.1 仪器：万分之一天平、温度范围 0～50℃（分度值为 0.1）的温度计、秒表、称量瓶、测温筒、检定架。

3.2 标定工作室的室温不宜超过 20℃±5℃，且要稳定。

3.3 蒸馏水

3.4 滴定管

4. 检定方法

4.1 水的流出时间 将洗净的滴定管垂直而稳定地夹在检定架上，在活塞芯上涂一层薄而均匀的凡士林，使其不漏水，加蒸馏水至滴定管使液面达到最高标线以上约 5mm 处，用活塞慢慢地将液面准确地调至零位，将活塞完全开启并计时，使水充分地从流液嘴流出，直至液面降至最低标线为止的流出时间应符合 2-5 表中之规定。

4.2 纯水质量的标定 加蒸馏水至滴定管，使液面达到最高标线以上约 5mm 处，用活塞慢慢地将液面准确地调至零位，将已称重的称量杯放在滴定管尖端下，完全开启活塞，当液面降至距检定分度线以上约 5mm 处时关闭活塞，等待 30s，然后在 10s 内用活塞将液面准确调至被检定分度线，精密称定称量杯与水的重量，计算得纯水的质量。

4.3 记录与计算

$$V_{20} = V_{标} + (P_{称} - P)$$

V_{20}——滴定管在标准温度 20℃时的实际容量（ml）。

$V_{标}$——滴定管的标称容量

$P_{称}$——t℃时称得纯水的质量值

P——国家计量检定规程常用玻璃量器的衡量法用中查得 t℃ 时标称容量水的质量值。

当 $P_{称}$ 与 P 值相差很小时，其质量差可近似地看作体积差。故 $V_{20} = V_{标} + \Delta P$。

从衡量用表中可查得 ΔP，因 $\Delta P = V_{称} - P$，故 $V_{20} = P_{称} + \Delta P$。

4.4 例子

加蒸馏水至 25ml 滴定管（B 级）最高标线，用活塞慢慢地将液面准确地调至零位。水温为 24.0℃，将已称重的称量杯放在滴定管尖端下，完全开活塞，待液降至 24.5ml 分度线时，关闭活塞，等待 30s，用活塞将液面准确调至被检定分度线（25ml），精密称定量杯中水的质量为 24.9801g。

$$V_{20} = P_{称} + \Delta P = 24.9801 + 0.092 = 25.0721 \ (ml)$$

4.5 检定点

1～10ml：半容量与总容量二点

25ml　A 级：0～5ml；0～10ml；0～15ml；0～20ml；0～25ml。

　　　　B 级：0～12.5ml；0～25ml。

50ml　A 级：0～10ml；0～20ml；0～30ml；0～40ml；0～50ml。

　　　　B 级：0～12.5ml；0～25ml；0～37.5ml；0～50ml。

5 检定结果与检定周期

根据上述检察院定项目的检定数据，查上表判定其是否符合相应标准等级。凡使用需要实际值的检定，其检定次数至少二次，二次检定数据的差值应不超过被检定容量允差的 1/4，并取二次的平均值。

检定周期为三年。

《中华人民共和国国家计量检定规程——常用玻璃量器（JJG196－2006）》

（二）移液管体积的校正

取一干燥、洁净的三角瓶，精密称定质量。在洗净的移液管内吸入蒸馏水至刻度水定量放入三角瓶中，精密称定三角瓶质量。两次质量差值除以该温度下水的密度且管的真实体积。重复 2 次，取平均值即得。

知识拓展

单标线吸管（移液管）检定规程

1 说明

1.1 本规程适用于 1、2、3、5、10、15、20、25、50、100ml 移液管的检定。

1.2 检定的原理采用衡量法。即是用天平称量移液管纯水的质量，然后按照该温度下纯水的密度，算出移液管的容积。

2 检定项目和技术要求

2.1 移液管的玻璃应清澈、透明。

2.2 分度线和量的数值应清晰、完整、耐久，分度线应平直，分格均匀并必须与

器轴 相垂直，相邻两分度线的中心距离应大于1mm。

2.3 移液管应具有下例标记：厂名和商标、标准温度（20℃）、等待时间（txx s）、用法标记（量出式用"Ex"）、标称总容量与单位（xx ml）、准确度等级（A、B）。

2.4 容量允差、水的流出时间和分度线宽度等均应符合下表规定。（见表2－1、2－3）

3 检定条件

3.1 仪器：万分之一天平、温度范围0～50℃（分度值为0.1）的温度计、秒表、称量瓶、测温筒、检定架。

3.2 标定工作室的室温不宜超过20℃±5℃，且要稳定。

3.3 蒸馏水

3.4 单标线吸管

4 检定方法

4.1 水的流出时间 将洗净的移液管吸取蒸馏水，使液面达刻度线以上约5mm处，速用食指堵住吸管口，慢慢将弯液面准确地调至刻度线，将食指放开并计时，直至液面降至最低点的流出时间应符合上表中之规定。

4.2 纯水质量的标定 将洗净的移液管吸取蒸馏水，使液面达刻度线以上约5mm处，速用食指堵住吸管口，擦干吸管外壁的水，慢慢将弯液面准确地调至刻度线，将已称定重量的称量杯放在垂直的移液管下（称量杯倾斜30度），放开食指，使蒸馏水沿称量杯壁流下，蒸馏水流至尖端不流时，按规定时间等待后（A级15秒，B级3秒），精密称定称量杯与水的重量，计算得纯水的质量。

4.3 记录与计算

$$V_{20} = V_{标} + (P_{称} - P)$$

V_{20}——滴定管在标准温度20℃时的实际容量（ml）。

$V_{标}$——滴定管的标称容量

$P_{称}$——t℃时称得纯水的质量值

P——国家计量检定规程常用玻璃量器的衡量法用中查得t℃时标称容量水的质量值。

当$P_{称}$与P值相差很小时，其质量差可近似地看作体积差。故$V_{20} = V_{标} + \Delta P$。

从衡量用表中可查得ΔP，因$\Delta P = V_{称} - P$，故$V_{20} = P_{称} + \Delta P$。

4.4 例子

用50ml的（A级）移液管吸取蒸馏水，使液面达刻度线以上约5mm处，速用食指堵住吸管口，擦干吸管外壁的水，慢慢将弯液面准确地调至刻度线，水温为23.5℃，将已称定重量的称量杯放在垂直的移液管下（称量杯倾斜30度），放开食指，使蒸馏水沿称量杯壁流下，蒸馏水流至尖端不流时，等待15秒后，精密称定称量杯与水的重量，计算得纯水的质量为49.8560g。

$$V_{20} = P_{称} + \Delta P = 49.8560 + 0.179 = 50.035 （ml）$$

5 检定结果与检定周期

根据上述检察院定项目的检定数据，查上表判定其是否符合相应标准等级。凡使用需要实际值的检定，其检定次数至少二次，二次检定数据的差值应不超过被检定容量允差的1/4，并取二次的平均值。

检定周期为三年，其用于碱溶液的移液管为一年。

《中华人民共和国国家计量检定规程——常用玻璃量器（JJG196–2006）》

（三）容量瓶体积的校正

将要校正的容量瓶洗干净，并晾干后，精密称定空瓶质量。然后精密加入已测定2馏水至刻度，注意不可有水珠挂在刻度线以上，容量瓶外壁不得粘上水迹。精密称定次质量差值就是瓶中水的质量。根据该温度时水的相对密度，计算出水的体积，就是准确容积。测定时一般应校正2次，取其平均值。

知识拓展

单标线容量瓶检定规程

1 说明

1.1 本规程适用于具塞1、2、5、10、15、20、25、50、100ml 单标线容量瓶的检定。

1.2 检定的原理采用衡量法。即是用天平称量单标线容量瓶中纯水的质量，然后按照该温度下纯水的密度，算出单标线容量瓶的容积。

2 检定项目和技术要求

2.1 单标线容量瓶的玻璃应清澈、透明。

2.2 单标线容量瓶应具有下例标记：厂名和商标、标准温度（20℃）、标称总容量与单位（xx ml）、准确度等级（A、B）。

2.3 单标线容量瓶的瓶品与瓶塞之间的密合性要求：当水注入至标线，将瓶塞塞紧，用水指压紧瓶塞，上下颠倒10次，每次颠倒时，在倒置状态下至少停留10s，结束后，用吸水纸在塞与瓶口周围擦看，不应有水渗透出。

2.4 容量允差、水的流出时间和分度线宽度等均应符合下表规定。

3 检定条件

3.1 仪器：万分之一天平、温度范围0~50℃（分度值为0.1）的温度计、秒表、称量瓶、测温筒、检定架。

3.2 标定工作室的室温不宜超过20℃±5℃，且要稳定。

3.3 蒸馏水

3.4 单标线容量瓶

4 检定方法

4.1 纯水质量的标定 将洗净并干燥的单标线容量瓶，称重后加入蒸馏水，使液面达刻度线以下约5mm处，用毛细滴管将液面准确地调至刻度线，精密称定单标线容量瓶与水的重量，计算得纯水的质量。

4.2 记录与计算

$$V_{20} = V_{标} + (P_{称} - P)$$

V_{20}——滴定管在标准温度20℃时的实际容量（ml）。

$V_{标}$——滴定管的标称容量

$P_{称}$——t℃时称得纯水的质量值

P——国家计量检定规程常用玻璃量器的衡量法用中查得t℃时标称容量水的质量值。

当$P_{称}$与P值相差很小时，其质量差可近似地看作体积差。故$V_{20} = V_{标} + \Delta P$。

从衡量用表中可查得ΔP，因$\Delta P = V_{称} - P$，故$V_{20} = P_{称} + \Delta P$。

4.3 例子

加蒸馏水至干燥的100ml的（A级）单标线容量瓶中，使液面达刻度线以下约5mm处，用毛细滴管将弯液面准确地调至刻度线，水温为23.5℃，精密称定容量瓶与水的重量，计算得纯水的质量为99.6749g。

$$V_{20} = P_{称} + \Delta P = 99.6749 + 0.358 = 100.037 \ (ml)$$

5 检定结果与检定周期

根据上述检定项目的检定数据，查上表判定其是否符合相应标准等级。凡使用需要实际值的检定，其检定次数至少2次，2次检定数据的差值应不超过被检定容量允差的1/4，并取2次的平均值。

检定周期为3年，其用于碱溶液的单标线容量瓶为一年。

《中华人民共和国国家计量检定规程——常用玻璃量器（JJG196-2006）》

三、校正容器时注意事项

（1）待校正的仪器，应仔细洗净，其内壁应完全不挂水珠；容量瓶必须干燥后才能开始校正。

（2）检定前6小时或更早些时间，将清洁后的量器放入工作室，使它与室温平衡。使用恒温装置的工作室，必须提前启动恒温装置，当室温达15~25℃时，应保持室温变化量每小时不大于1℃，水温与室温之差小于2℃时，才能开始测定。

（3）校正时，滴定管或移液管尖端和外壁的水必须除去。

（4）如室温有变化，须在每次放水时，记录水的温度。

（5）重复校正，减少误差。每个容量仪器至少要校正2次，取各次校正的平均值为最终校正值。

（6）操作方法要正确。滴定管校正时要控制好蒸馏水放下的速率，以每秒流下3~4滴为宜，水液面降至需校正刻度的上方1cm左右时，需缓缓放至该刻度。

四、思考

（1）为什么校正时要求水温与仪器温度要一致？如不一致，会导致何后果？

（2）怎样才能减小校正误差？

实验二 滴定液的配制与标定

一、资料与分析

1. 资料一：滴定液制备与标定相关知识

知识拓展

滴 定 液

1 简述

1.1 滴定液系指在容量分析中用于滴定被测物质含量的标准溶液，具有准确的浓度，具有准确的浓度（取 4 位有效数字）。

1.2 滴定液的浓度以"mol/L"表示，其基本单元应符合药典规定。

1.3 滴定液的浓度值与其名义值之比，称为"F"值，常用于容量分析中的计算。

1.4 本操作规范使用于《中国药典》2010 年版二部附录 XV F"滴定液"的配制与标定。

2 仪器与用具

2.1 分析天平 其分度值（感量）应为 0.1mg 或小于 0.1mg；毫克组砝码需经校正，并列有校正表备用。

2.2 10、25 和 50ml 滴定管 应附有该滴定管的校正曲线或校正值。

2.3 10、15、20 和 25ml 移液管 其真实容量应经校准，并附有校正值。

2.4 250ml 和 1000ml 量瓶 应符合国家 A 级标准，或附有校正值。

3 试药与试液

3.1 均应按照《中国药典》2010 年版附录 XV F"滴定液项下的规定取用。

3.2 基准试剂应有专人负责保管与领用。

4 配制

滴定液的配制方法有间接配制法与直接配制法两种，应根据规定选用，并应遵循下列有关规定。

4.1 所用溶剂"水"，系指蒸馏水或去离子水，在未注明有其他要求时，应符合《中国药典》2010 年版"纯化水"项下的规定。

4.2 采用间接配制法时，溶质与溶剂的取用量均应根据规定量进行称取或量取，并且制成后滴定液的浓度值应为其名义值的 0.95～1.05；如在标定中发现其浓度值超出其名义值的 0.95～1.05 范围时，应加入适量的溶质或溶剂予以调整。当配制量大于 1000ml 时，其溶质与溶剂的取用量均应按比例增加。

4.3 采用直接配制法时，其溶质应采用"基准试剂"，并按规定条件干燥至恒重后称取，取用量应为精密称定（精确至 4～5 位有效数字），并置 1000ml 量瓶中，加溶剂溶解并稀释至刻度，摇匀。配制过程中应有核对人，并在记录中签名以示负责。

4.4 配制浓度等于或低于 0.02mol/L 的滴定液时，除另有规定外，应于临用前精密量取浓度等于或大于 0.1mol/L 的滴定液适量，加新沸过的冷水或规定的溶剂定量稀释制成。

4.5 配制成的滴定液必须澄清，必要时可滤过；并按药典中各该滴定液项下的【贮藏】条件贮存，经下述标定其浓度后方可使用。

5 标定

"标定"系指根据规定的方法，用基准物质或已标定的滴定液准确测定滴定液浓度（mol/L）的操作过程，应严格遵照药典中各该滴定液项下的方法进行标定，并应遵循下列有关规定。

5.1 工作中所用分析天平及砝码、滴定管、量瓶和移液管等，均应经过检定合格；其校正值与原标示值之比的绝对值大于 0.05% 时，应在计算中采用校正值予以补偿。

5.2 标定工作宜在室温（10~30℃）下进行，并应在记录中注明标定时的室内温度。

5.3 所用基准物质应采用"基准试剂"，取用时应先用玛瑙钵研细，并按规定条件干燥，置干燥器中放冷至室温后，精密称取（精确至 4~5 位数）；有引湿性的基准物质宜采用"减量法"进行称重。如系以另一已标定的滴定液作为标准溶液，通过"比较"进行标定，则该另一已标定的滴定液的取用应为精密量取（精确至 0.01ml），用量除另有规定外应等于或大于 20ml，其浓度亦应按药典规定准确标定。

5.4 根据滴定液的消耗量选用适宜容量的滴定管；滴定管应洁净，玻璃活塞应密合、旋转自如，盛装滴定液前，应先用少量滴定液淋洗 3 次，盛装滴定液后，宜用小烧杯覆盖管口。

5.5 标定中，滴定液宜从滴定管的起始刻度开始；滴定液的消耗量，除另有特殊规定外，应大于 20ml，读数应估计到 0.01ml。

5.6 标定中的空白试验，系指在不加供试品或以等量溶剂替代供试液的情况下，按同法操作和滴定所得的结果。

5.7 标定工作应由初标者（一般为配制者）和复标者在相同条件下各作平行试验 3 份；各项原始数据经校正后，根据计算公式分别进行计算；3 份平行试验结果的相对平均偏差，除另有规定外，不得大于 0.1%；初标平均值和复标平均值的相对偏差也不得大于 0.1%；标定结果按初、复标的平均值计算，取 4 位有效数字。

5.8 直接法配制的滴定液，其浓度应按配制时基准物质的取用量（准确至 4~5 位数）与量瓶的容量（加校正值）以及计算公式进行计算，最终取 4 位有效数字。

5.9 临用前按稀释法配制浓度等于或低于 0.02mol/L 的滴定液，除另有规定外，其浓度可按原滴定液（浓度等于或大于 0.1ml/L）的标定浓度与取用量（加校正值），以及最终稀释成的容量（加校正值），计算而得。

6 贮藏与使用

6.1 滴定液在配制后应按药典规定的【贮藏】条件贮存，一般宜采用质量较好的具玻璃塞的玻瓶。

6.2 应在滴定液贮瓶外的醒目处贴上标签,写明滴定液名称及其标示浓度;并在标签下方加贴如下内容的表格,根据记录填写。

配制或标定日期	室温	浓度或校正因子("F"值)	配制者	标定者	复标者

6.3 滴定液经标定所得的浓度或其"F"值,除另有规定外,可在3个月内应用;过期应重新标定。当标定与使用时的室温相差未超过10℃时,除另有规定外,

7 附注

为便于分析工作中的计算,部分基层单位,对以水为溶剂、浓度为0.1mol/L的滴定液,常要求配制成F值恰为1.000的滴定液;即在前述标定后,根据下列情况通过计算,加入计算量的水或F值约为5的浓滴定液以调整其浓度,摇匀后,再按本操作规范5.7的要求进行标定,必要时可再次调整,用以制得F值恰为1.000的滴定液。

《中国药品检验标准操作规范》2010年版

2. 资料二:实训项目——《中华人民共和国药典》(2010年版)附录

(1) **硫酸滴定液(0.05mol/L)**

【配制】 取硫酸3.0ml,缓缓注入适量水中,冷却至室温,加水稀释至1000ml摇匀。

【标定】 取在270~300℃干燥至恒重的基准无水碳酸钠约0.15g,精密称定,加水50ml使溶解,加甲基红一溴甲酚绿混合指示液10滴,用本液滴定至溶液由绿色转变为紫红色时,煮沸2min,冷却至室温,继续滴定至溶液由绿色变为暗紫色。每1ml硫酸滴定液(0.05mol/L)相当于5.30mg的无水碳酸钠。根据本液的消耗量与无水碳酸钠的取用量,算出本液的浓度,即得。

(2) **硫代硫酸钠滴定液(0.1mol/L)**

【配制】 取硫代硫酸钠26g与无水碳酸钠0.20g,加新沸过的冷水适量使溶解成1000ml,摇匀,放置1个月后滤过。

【标定】 取在120℃干燥至恒重的基准重铬酸钾0.15g,精密称定,置碘量瓶中,加水50ml使溶解,加碘化钾2.0g,轻轻振摇使溶解,加稀硫酸40ml,摇匀,密塞;在暗处放置10min后,加水250ml稀释,用本液滴定至近终点时,加淀粉指示液3ml,继续滴定至蓝色消失而显亮绿色,并将滴定的结果用空白试验校正。每1ml硫代硫酸钠滴定液(0.1mol/L)相当于4.903mg的重铬酸钾。根据本液的消耗量与重铬酸钾的取用量,算出本液的浓度,即得。

室温在25℃以上时,应将反应液及稀释用水降温至约20℃。

3. 资料三：实训安排

实训程序	实训内容	实训时间	实训形式	备 注
实训前准备	查找资料	1 学时		备齐实训用玻璃仪器，除另有规定外，清洗干净，备用
	仪器、试药试液准备	2 学时		
实训过程	滴定液的配制	4 学时	2 人一组分工合作	试液、指示液等由学生分组制备
	滴定液的标定	1 学时		根据情况，组间合作
实训总结	检验报告及相关资料书写			

二、实训准备

（一）硫酸滴定液（0.05mol/L）

1. 试剂

	名称	规格	总耗量	领取人
药品试剂及耗材				

2. 仪器

	名称	型号	数量	准备情况
实验仪器				

3. 试液配制

根据:《中国药典》(2010 年版) 二部附录 XV B

《中华人民共和国国家标准 (GB－T 601－2002)》化学试剂标准滴定溶液的制备。

试　　液	配制方法	配制人

(二) 硫代硫酸钠滴定液 (0.1mol/L)

1. 试剂

	名称	规格	总耗量	领取人
药品试剂及耗材				

2. 仪器

	名称	型号	数量	准备情况
实验仪器				

3. 试液配制

根据:《中国药典》2010 年版二部附录 XV B。

《中华人民共和国国家标准 (GB－T 601－2002)》化学试剂标准滴定溶液的制备

试　　液	配制方法	配制人

还有什么不明白的？寻找解决办法！

我的困难	解决途径

三、实训过程

(一) 硫酸滴定液 (0.05mol/L) 的制备与标定

1. 硫酸滴定液 (0.05mol/L) 的制备

取硫酸1.5ml，缓缓注入适量水中，冷却至室温，加水稀释至500ml摇匀。作好制备记录，贴上标签，备用。

2. 硫酸滴定液 (0.05mol/L) 的标定

(1) 取基准无水碳酸钠适量，在玛瑙乳钵中研细后，置具盖瓷坩埚内，在270～300℃干燥至恒重；移置称量瓶中，密盖，贮于干燥器中备用。

(2) 按标准中"标定"的方法标定本滴定液的准确浓度（取4位有效数字）。作好标定记录，贴上标签，按要求存放与使用。

3. 硫酸滴定液浓度的计算

按下式计算硫酸滴定液的浓度 c（mol/L）：

$$c = \frac{m \times 0.05}{V \times 5.30}$$

式中，c——硫酸滴定液的浓度，mol/L；

   m——基准无水碳酸钠的称取量，mg；

   V——滴定液的消耗量，ml；

   5.30——每1ml硫酸滴定液（0.05mol/L）相当于以毫克表示的无水碳酸钠的质量。

知识链接

硫酸滴定液 (0.5、0.25、0.1 或 0.05mol/L)

本滴定液应照《中国药典》（2010年版）二部附录 XV F 所载方法及本操作规范1～7中有关要求进行配制、标定和贮藏。其他有关注释及注意事项如下。

1. 配制时应取规定量的硫酸缓缓注入适量水中（不得往硫酸中加水），并同时搅拌，待冷却至室温，再加水稀释制成。

2. 基准无水碳酸钠应在270～300℃干燥至恒重，以除去水分和碳酸氢钠。具体操作为：取基准无水碳酸钠适量，在玛瑙乳钵中研细后，置具盖磁坩埚内，在270～300℃干燥至恒重；移置称量瓶中，密盖，贮于干燥器中备用。

3. 干燥至恒重的无水碳酸钠有引湿性，因此在标定中精密称取基准无水碳酸钠时，宜采用"减量法"称取，并应迅速将称量瓶加盖密闭。

4. 甲基红－溴酚绿混合指示剂的变色阈为 pH 5.1，碳酸对其有干扰，因此在滴定至近终点时，必须煮沸 2min 以除去被滴定液中的二氧化碳，待冷却至室温后，再继续滴定至溶液由绿色变为暗紫色。

《中国药品检验标准操作规范》2010 年版

（二）硫代硫酸钠滴定液（0.1mol/L）的制备与标定

1. 硫代硫酸钠滴定液（0.1mol/L）的制备

取硫代硫酸钠 13g 与无水碳酸钠 0.10g，加新沸过的冷水适量使溶解成 500ml，摇匀，放置 1 个月后滤过。作好制备记录，贴上标签，备用。

2. 硫代硫酸钠滴定液（0.1mol/L）的标定

（1）取基准重铬酸钾适量，研细后，置称量瓶中，在 120℃ 干燥至恒重；密盖，贮于干燥器中备用。

（2）按标准中"标定"的方法标定本滴定液的准确浓度（取 4 位有效数字）。作好标定记录，贴上标签，按要求存放与使用。

3. 硫代硫酸钠滴定液浓度的计算

按下式计算硫代硫酸钠滴定液的浓度 c（mol/L）：

$$c = \frac{m \times 0.1}{(V - V_0) \times 4.903}$$

式中，c——硫代硫酸钠滴定液浓度，mol/L；

m——基准重铬酸钾的称取量，mg；

V——标定中本滴定液的用量，ml；

V_0——空白试验中本滴定液的用量，ml；

4.903——每 1ml 的硫代硫酸钠滴定液（0.1mol/L）相当的以毫克表示的重铬酸钾的质量。

知识链接

硫代硫酸钠滴定液（0.1mol/L）

本滴定液应照《中国药典》（2010 年版）二部附录 XV F 所载方法及本操作规范 1~6 中有关要求进行配制、标定和贮藏。其他有关注释及注意事项如下。

1. 配制本滴定液所用的水，必须经过煮沸后放冷，以除去水中溶解的二氧化碳和氧，并杀灭微生物；在配制中还应加入 0.02% 的无水碳酸钠作为稳定剂，使溶液的 pH 值保持在 9~10，以防止硫代硫酸钠的分解。

2. 配制后应在避光处贮放一个月以上，待浓度稳定，再经滤过，而后标定。

3. 标定时，如照药典的规定量称取基准重铬酸钾，则消耗本滴定液约为 30ml，须用 50ml 的滴定管；如拟以常用的 25ml 滴定管进行标定，则基准重铬酸钾的称取量为 0.11~0.12g。

4. 碘化钾的强酸性溶液，在静止过程中遇光也会释出微量的碘，因此在标定中的放置过程应置于暗处，并用空白试验予以校正。

5. 本滴定液在贮存中如出现浑浊，即不得再供使用。

——《中国药品检验标准操作规范》2010 年版

四、结果分析及检验报告

按规定要求进行原始记录、数据处理并填写检验报告书（记录见附表）。

五、思考

1. 什么叫基准物质，作为基准物质应具备哪些条件？

2. 取用滴定液时，操作上应注意什么？

3. 简述间接制备法与直接制备法的异同之处，试举例说明。

4. 如在标定滴定液时发现其浓度值超出其名义值的 0.95～1.05 倍范围时，应如何处理？

5. 滴定液经标定所得的浓度或其"F"值，除另有规定外，可在多长时间内应用？当标定与使用时的室温相差超过 10℃时，应如何处理？

6. 滴定液在贮存期内出现何种现象应立即弃去，不得再供使用？

实验三 药物一般杂质检查

一、资料与分析

1. 资料一：一般杂质检查相关知识

药物的杂质检查是控制药物质量的一个非常重要的方面。一般杂质是指在自然界中分布较广，在多种药物的生产和贮藏过程中容易引入的杂质，如酸、碱、水分、氯化物、硫酸盐、砷盐、重金属等。

一般杂质的检查方法分为灵敏度检查法和限量检查法。

灵敏度检查法：是利用某些试验的直接结果以控制杂质限量。如化学反应的灵敏度试验，要求结果为阴性。药典对于某药物中要求较严格的杂质规定用灵敏度检查法。

限量检查法：通常是取一定量相当于被测杂质的纯物质或对照品配成标准液作为限量，与一定量供试液经同样处理后，比较二者反应结果，从而确定所含杂质是否超过限量规定。

药典中规定的各种杂质检查项目，系指该药品在按既定工艺进行生产和正常贮藏过程中可能含有或产生并需要控制的杂质。凡药典未规定检查的杂质，一般不需要检查。对危害人体健康、影响药物稳定性的杂质，必须严格控制其限量。

知识链接

一般杂质检查规则

《药品检验操作标准》规定：

1. 遵循平行操作原则

（1）仪器的配对性　如纳氏比色管应配对，刻度线高低相差不超过 2mm，砷盐检查时导气管长度及孔的大小要一致。

（2）对照品与供试品的同步操作。

2. 正确的取样及供试品的称量范围

取样量≤1g 时应不超过 ±2%，取样量 >1g 时应不超过 ±1%。

3. 应使用正确的比色、比浊方法。

4. 检查结果不符合规定或在限度边缘时应对供试管和对照管各复查二份。

2. 资料二：实训项目——以"葡萄糖"的【检查】项为例（《中国药典》2010 年版二部）

【检查】溶液的澄清度与颜色　取本品 5g，加热水溶解后，放冷，用水稀释至 10ml，溶液应澄清无色；如显浑浊，与 1 号浊度标准液（附录Ⅸ B）比较，不得更浓；如显色，与对照液（取比色用氯化钴液 3ml、比色用重铬酸钾液 3ml 与比色用硫酸铜液 6ml，加水稀释成 50ml）1.0ml 加水稀释至 10ml 比较，不得更深。

氯化物　取本品 0.6g，依法检查（附录Ⅷ A），与标准氯化钠溶液 6.0ml 制成的对照液比较，不得更浓（0.01%）。

硫酸盐　取本品 2.0g，依法检查（附录Ⅷ B），与标准硫酸钾溶液 2.0ml 制成的对照液比较，不得更浓（0.01%）。

铁盐　取本品 2.0g，加水 20ml 溶解后，加硝酸 3 滴，缓缓煮沸 5min，放冷，加水稀释使成 45ml，加硫氰酸铵溶液（30→100）3ml，摇匀，如显色，与标准铁溶液 2.0ml 用同一方法制成的对照液比较，不得更深（0.001%）。

重金属　取本品 4.0g，加水 23ml 溶解后，加醋酸盐缓冲液（pH 3.5）2ml，依法检查（附录Ⅷ H 第一法），含重金属不得过百万分之五。

干燥失重　取本品，在 105℃ 干燥至恒重，减失重量为 7.5% ~9.5%（附录Ⅷ L）。

炽灼残渣　不得过 0.1 %（附录Ⅷ N）。

3. 资料三：检查方法——（《中国药典》2010 年版二部附录）

（1）澄清度检查法　本法系在室温条件下，将用水稀释至一定浓度的供试品溶液与等量的浊度标准液分别置于配对的比浊用玻璃管（内径 15 ~16mm，平底，具塞，以无色、透明、中性硬质玻璃制成）中，在浊度标准液制备 5 分钟后，在暗室内垂直同置于伞棚灯下，照度为 1000 lx，从水平方向观察、比较；用以检查溶液的澄清度或其浑浊程度。除另有规定外，供试品溶解后应立即检视。

（2）溶液颜色检查法　除另有规定外，取各药品项下规 定量的供试品，加水溶解，置于 25ml 的纳氏比色管中，加水稀释至 10ml。另取规 定色调和色号的标准比色液 10ml，置于另一 25ml 纳氏比色管中，两管同置白色背景上，自上向下透视，或同置白色背景前，平视观察；供试品管呈现的颜色与对照管比较，不得更深。如供试品管呈现的颜色与对照管的颜色深浅非常接近或色调不尽一致，使目视观察无法辨别二者的深浅时，应改用第三法（色差计法）测定，并将其测定结果作为判定依据。

（3）氯化物检查法　除另有规定外，取各品种项下规定量的供试品，加水溶解使成 25ml（溶液如显碱性，可滴加硝酸使成中性），再加稀硝酸 10ml；溶液如不澄清，应滤过；置 50ml 纳氏比色管中，加水使成约 40ml，摇匀，即得供试溶液。另取各药品项下规定量的标准氯化钠溶液，置 50ml 纳氏比色管中，加稀硝酸 10ml，加水使成 40ml，摇匀，即得对照溶液。于供试溶液与对照溶液中，分别加入硝酸银试液 1.0ml，用水稀释使成 50ml，摇匀，在暗处放置 5min，同置黑色背景上，从比色管上方向下观察、比较，即得。

（4）硫酸盐检查法　除另有规定外，取各药品项下规定量的供试品，加水溶解使成约 40ml（溶液如显碱性，可滴加盐酸使成中性）；溶液如不澄清，应滤过；置 50ml 纳氏比色管中，加稀盐酸 2ml，摇匀，即得供试溶液。另取各药品项下规定量的标准硫酸钾溶液，置 50ml 纳氏比色管中，加水使成约 40ml，加稀盐酸 2ml，摇匀，即得对照溶液。于供试溶液与对照溶液中，分别加入 25% 氯化钡溶液 5ml，用水稀释至 50ml，充分摇匀，放置 10 分钟，同置黑色背景上，从比色管上方向下观察、比较，即得。

（5）铁盐检查法　除另有规定外，取各药品项下规定量的供试品，加水溶解使成 25ml，移置 50ml 纳氏比色管中，加稀盐酸 4ml 与过硫酸铵 50mg，用水稀释使成 35ml 后，加 30% 硫氰酸铵溶液 3ml，再加水适量稀释成 50ml，摇匀；如显色，立即与标准铁溶液一定量制成的对照溶液（取各药品项下规定量的标准铁溶液，置 50ml 纳氏比色管中，加水使成 25ml，加稀盐酸 4ml 与过硫酸铵 50mg，用水稀释使成 35ml，加 30% 硫氰酸铵溶液 3ml，再加水适量稀释成 50ml，摇匀）比较，即得。

（6）重金属检查法（第一法）　除另有规定外，取 25ml 纳氏比色管三支，甲管中加标准铅溶液一定量与醋酸盐缓冲液（pH 3.5）2ml 后，加水或各品种项下规定的溶剂稀释成 25ml，乙管中加入按各品种项下规定的方法制成的供试液 25ml，丙管中加入与甲管相同量的标准铅溶液后，再加入与乙管相同量的按各品种项下规定的方法制成的供试液，加水或各品种项下规定的溶剂使成 25ml；若供试液带颜色，可在甲管与丙管中滴加少量的稀焦糖溶液或其他无干扰的有色溶液，使之均与乙管一致；再在甲乙丙三管中分别加硫代乙酰胺试液各 2ml，摇匀，放置 2 分钟，同置白纸上，自上向下透视，当丙管中显出的颜色不浅于甲管时，乙管中显出的颜色与甲管比较，不得更深。

（7）干燥失重检查法　取供试品，混合均匀（如为较大的结晶，应先迅速捣碎使成 2mm 以下的小粒），取约 1g 或各品种项下规定的重量，置与供试品相同条件下干燥至恒重的扁形称量瓶中，精密称定，除另有规定外，在 105℃ 干燥至恒重。由减失的重量和取样量计算供试品的干燥失重。

供试品干燥时，应平铺在扁形称量瓶中，厚度不可超过 5mm，如为疏松物质，厚度不可超过 10mm。放入烘箱或干燥器进行干燥时，应将瓶盖取下，置称量瓶旁，或将瓶盖半开进行干燥；取出时，须将称量瓶盖好。置烘箱内干燥的供试品，应在干燥后取出置干燥器中放冷，然后称定重量。

（8）炽灼残渣检查法　取供试品 1.0～2.0g 或各药品项下规定的重量，置已炽灼至恒重的坩埚中，（如供试品分子中含有碱金属或氟元素，则应使用铂坩埚）中，精密称定，缓缓炽灼至完全炭化，放冷；除另有规定外，加硫酸 0.5～1ml 使湿润，低温加热至硫酸蒸气除尽后，在 700～800℃ 炽灼使完全灰化，移置干燥器内，放冷，精密称定后，再在 700～800℃ 炽灼至恒重，即得。

如需将残渣留作重金属检查，则炽灼温度必须控制在 500～600℃。

4. 资料四：实验安排

实训程序	实训内容	实训时间	实训形式	备　注
实训前准备	查找资料	1.5 学时		根据情况，组间合作
	仪器、试药试液准备			
实训过程	溶液澄清度与颜色检查	4 学时	2 人一组分工合作	按规定方法合理、交叉进行
	氯化物检查			
	硫酸盐检查			
	铁盐检查			
	重金属检查			
	干燥失重检查			
	炽灼残渣检查			
实训总结	检验报告及相关资料书写	0.5 学时		

二、实训准备

1. 试剂

	名称	规格	总耗量	领取人
药品试剂及耗材				

2. 仪器

	名称	型号	数量	准备情况
实验仪器				

3. 试液配制

根据：《中国药典》2010 年版二部附录 XV B

《中华人民共和国国家标准（GB – T 601 – 2002）》化学试剂标准滴定溶液的制备

试 液	配制方法	配制人

还有什么不明白的？寻找解决办法！

我的困难	解决途径

三、实训过程

（一）溶液澄清度与颜色检查

1. 检查方法

（1）供试液的制备　称取葡萄糖 4.95~5.05g，加热水溶解后，冷却，置 25ml 纳氏比色管中，用水稀释至 10ml，摇匀，即得。

（2）比浊方法　供试液与 1 号浊度标准液同时置澄明度检测仪黑色背景前，从水平方向观察和比较。

（3）比色方法　将供试液和比色用对照液同置于白色背景上，打开比色管的盖子，自上而下透视，或同置于白色背景前，平视观察、比较。

2. 结果判断

（1）溶液澄清度检查结果判断　供试液与 1 号浊度标准液比较，浊度不得更浓，应符合规定。

（2）溶液颜色检查结果判断　供试液与比色用对照液比较，颜色不得更深，应符合规定。

知识拓展

澄清度检查法

1　仪器与用具

1.1　比浊用玻璃管内径 15~16mm，平底，具塞，以无色、透明、中性硬质玻璃制成，要求供试品管与标准管的内径、标线刻度（距管底为 40mm）一致。

2　试药与试液

2.1　浊度标准贮备液的制备称取于 105℃ 干燥至恒重的硫酸肼 1.00g 置 100ml 量瓶中，加水适量使溶解，必要时可在 40℃ 的水浴中温热溶解，并用水稀释至刻度，摇匀，放置 4~6h；取此溶液与等容量的 10% 乌洛托品溶液混合，摇匀，于 25℃ 避光静置 24h，即得。本液置冷处避光保存，可在两个月内使用，用前摇匀。

2.2　浊度标准原液的制备取浊度标准贮备液 15.0ml，置 1000ml 量瓶中，加水稀释至刻度，摇匀，取适量、置 1cm 吸收池中，照紫外－可见分光光度法（《中国药典》2010 年版二部附录 Ⅳ A）在 550nm 的波长处测定，其吸光度应在 0.12~0.15 范围内。本液应在 48h 内使用，用前摇匀。

2.3　浊度标准液的制备取浊度标准原液与水，按下表配制，即得。本液应临用新制，用前摇匀。

级号	0.5	1	2	3	4
浊度标准原液（ml）	2.5	5.0	10.0	30.0	50.0
水（ml）	97.5	95.0	90.0	70.0	50.0

3 操作方法

3.1 除另有规定外，将一定浓度的供试品溶液与该品种项下规定的浊度标准液，分别置于配对的比浊用玻璃管中，液面高度为40mm，在浊度标准液制备5min后，于暗室内垂直同置于伞棚灯下，照度为1000 lx，从水平方向观察比较，用以检查溶液的澄清度或其浑浊程度。

3.2 在进行比较时，如供试品溶液管的浊度接近标准管时，应将比浊管交换位置后再观察。

4 注意事项

4.1 制备澄清度检查用的浊度标准贮备液、原液和标准液，均应用澄清的水（可用0.45μm孔径滤膜或G5垂熔玻璃漏斗滤过而得）。

4.2 浊度标准贮备液、浊度标准原液、浊度标准液，均应按规定制备、使用，否则影响结果。

4.3 温度对浊度标准贮备液的制备影响显著，因此规定两液混合时的反应温度应保持在25℃±1℃。

4.4 用于配制供试品溶液的水，均应为注射用水或新沸放冷的澄清水。

4.5 供试品溶液配制后，应在5min内进行检视。

5 判定标准

比较结果，如供试品溶液管的浊度浅于或等于0.5级号的浊度标准液，即为澄清；如浅于或等于该品种项下规定级号的浊度标准液，判为符合规定；如浓于规定级号的浊度标准液，则判为不符合规定。

《中国药品检验标准操作规范》2010年版

溶液颜色检查法（第一法）

1 简述

本法为目视比色法，即将供试品溶液与各色调标准比色液进行比较，以判断结果。

2 仪器与用具

2.1 纳氏比色管用具有10ml刻度标线的25ml纳氏比色管或专用管，要求玻璃质量较好，管壁薄厚、管径、色泽、刻度标线一致。

2.2 白色背景要求不反光，一般用白纸或白布。

3 试药与试液

3.1 重铬酸钾用基准试剂，硫酸铜及氯化钴均为分析纯试剂。

3.2 比色用重铬酸钾液精密称取在120℃干燥至恒重的基准重铬酸钾0.4000g，置500ml量瓶中，加适量水溶解并稀释至刻度，摇匀，即得。每1ml溶液中含0.800mg的重铬酸钾。

3.3 比色用硫酸铜液取硫酸铜约32.5g，加适量的盐酸溶液（1→40）使溶解成500ml，精密量取10ml，置碘瓶中，加水50ml、醋酸4ml与碘化钾2g，用硫代硫酸钠滴定液（0.1mol/L）滴定，至近终点时，加淀粉指示液2ml，继续滴定至蓝色消失。每

1ml 的硫代硫酸钠滴定液（0.1mol/L）相当于 24.97mg 的 $CuSO_4 \cdot 5H_2O$。根据上述测定结果，在剩余的原溶液中加适量的盐酸溶液（1→40），使每 1ml 溶液含 62.4mg 的 $CuSO_4 \cdot 5H_2O$，即得。

3.4 比色用氯化钴液取氯化钴约 32.5g，加适量的盐酸溶液（1→40）使溶解成 500ml，精密量取 2ml，置锥形瓶中，加水 200ml，摇匀，加氨试液至溶液由浅红色转变至绿色后，加醋酸－醋酸钠缓冲溶液（pH 6.0）10ml，加热至 60℃，再加二甲酚橙指示液 5 滴，用乙二胺四醋酸二钠滴定液（0.05mol/L）滴定至溶液显黄色。每 1ml 的乙二胺四醋酸二钠滴定液（0.05mol/L）相当于 11.90mg 的 $CoCl_2 \cdot 6H_2O$。根据上述测定结果，在剩余的原溶液中加适量的盐酸溶液（1→40），使每 1ml 溶液中含 59.5mg 的 $CoCl_2 \cdot 6H_2O$，即得。

3.5 各种色调标准贮备液的制备按表 2-6 量取比色用重铬酸钾液、比色用硫酸铜液和比色用氯化钴液与水，摇匀，即得。

表 2-6 各种色调标准储备液配制表

色调	比色用氯化钴液（ml）	比色用重铬酸钾液（ml）	比色用硫酸铜液（ml）	水（ml）
黄绿色	1.2	22.8	7.2	68.8
黄 色	4.0	23.3	0	72.7
橙黄色	10.6	19.0	4.0	66.4
橙红色	12.0	20.0	0	68.0
棕红色	22.5	12.5	20.0	45.0

3.6 各种色调色号标准比色液的制备按表 2-7 量取各该色调标准贮备液与水，摇匀，即得。

表 2-7 标准比色液制备

色 号	1	2	3	4	5	6	7	8	9
储备液（ml）	0.5	1.0	1.5	2.0	2.5	3.0	4.5	6.0	7.5
加水量（ml）	9.5	9.0	8.5	8.0	7.5	7.0	5.5	4.0	2.5

4 操作方法

除另有规定外，取各品种项下规定量的供试品，加水溶解，置于 25ml 的纳氏比色管中，加水稀释至 10ml。另取规定色调和色号的标准比色液 10ml，置另一 25ml 的纳氏比色管中，

两管同置白色背景上，自上向下透视；或同置白色背景前，平视观察；比较时可在自然光下进行，以漫射光为光源。供试品管呈现的颜色与对照管比较，不得更深。

5 注意事项

5.1 所用比色管应洁净、干燥，洗涤时不能用硬物洗刷，应用铬酸洗液浸泡，然后冲洗、避免表面粗糙。

5.2 检查时光线应明亮，光强度应能保证使各相邻色号的标准液清晰分辨。

5.3 如果供试品管的颜色与对照管的颜色非常接近或色调不尽一致，使目视观察无法辨别二者的深浅时，应改用第三法（色差计法）测定。

6　结果与判定

供试品溶液如显色，与规定的标准比色液比较，颜色相似或更浅，即判为符合规定；如更深，则判为不符合规定。

——《中国药品检验标准操作规范》2010年版

（二）氯化物检查

1. 检查方法

（1）供试液的制备　称取葡萄糖 0.595～0.605g，加水溶解至约 25ml，再加稀硝酸 10ml，溶液如不澄清，应滤过，置 50ml。纳氏比色管中，加水稀释至约 40ml，摇匀，即得。

（2）对照液的制备　另取标准氯化钠溶液 6.0ml，置 50ml，纳氏比色管中，加稀硝酸 10ml，加水稀释至约 40ml，摇匀，即得。

（3）于供试液与对照液中，分别加入硝酸银试液 1.0ml，用水稀释至 50ml，摇匀，在暗处放置 5min。

（4）同置黑色背景上，从比色管上方向下观察比较，比较供试液和对照品液所显浊度。

2. 结果判断

供试液所显浊度不超过对照液，即为"氯化物限量小于或等于 0.01%"，判为符合规定；超过对照液则判为不符合规定。

知识拓展

氯化物检查法

1　简述

微量氯化物在硝酸酸性溶液中与硝酸银作用生成氯化银浑浊液，与一定量的标准氯化钠溶液在同一条件下生成的氯化银浑浊液比较，以检查供试品中氯化物的限量。

2　仪器与用具

纳氏比色管 50ml，应选玻璃外表面无划痕，色泽一致，无瑕疵，管的内径和刻度线的高度均匀一致的质量好的玻璃比色管进行实验。

3　试药与试液

标准氯化钠溶液的配制　称取氯化钠 0.165g，置 1000ml 量瓶中，加水适量使其溶解并稀释至刻度，摇匀，作为贮备液。临用前，精密量取贮备液 10ml，置 100ml 量瓶中，加水稀释至刻度，摇匀，即得（每 1ml 相当于 10μg 的 Cl）。

4　操作方法

4.1　供试品溶液的配制除另有规定外，取各品种项下规定量的供试品，置 50ml 纳氏比色管中，加水溶解使成约 25ml（溶液如显碱性，可滴加硝酸使遇 pH 试纸显中性），再加稀硝酸 10ml；溶液如不澄清，应滤过；再加水使成约 40ml，摇匀，即得。

4.2　对照溶液的配制取该品种项下规定量的标准氯化钠溶液，置另一 50ml 纳氏比色管中，加稀硝酸 10ml，加水使成约 40ml，摇匀，即得。

4.3 于供试品溶液与对照溶液中，分别加入硝酸银试液 1.0ml，用水稀释使成 50ml，摇匀，在暗处放置 5min，同置黑色背景上，从比色管上方向下观察，比较所产生的浑浊。

4.4 供试品溶液如带颜色，除另有规定外，可取供试品溶液两份，分置 50ml 纳氏比色管中，一份中加硝酸银试液 1.0ml，摇匀，放置 10min，如显浑浊，可反复滤过，至滤液完全澄清，再加规定量的标准氯化钠溶液与水适量使成 50ml，摇匀，在暗处放置 5min，作为对照溶液；另一份中加硝酸银试液 1.0ml 与水适量使成 50ml，摇匀，在暗处放置 5min；与对照溶液同置黑色背景上，从比色管上方向下观察，比较所产生的浑浊。

5 注意事项

5.1 供试品溶液与对照溶液应同时操作，加入试剂的顺序应一致。

5.2 应注意按操作顺序进行，先制成 40ml 的水溶液，再加入硝酸银试液 1.0ml，以免在较大浓度的氯化物下局部产生浑浊，影响比浊。

5.3 应将供试品管与对照管同时置黑色台面上，自上而下观察浊度，较易判断。必要时，可变换供试管和对照管的位置后观察。

5.4 供试品溶液与对照溶液在加入硝酸银试液后，应立即充分摇匀，以防止局部过浓而影响产生的浑浊；并应在暗处放置 5min，避免光线直接照射。

5.5 供试品溶液如不澄清，可预先用含硝酸的水洗净滤纸中的氯化物，再滤过供试品溶液，使其澄清。

5.6 纳氏比色管用后应立即用水冲洗，不应用毛刷刷洗，以免划出条痕损伤比色管。

6 结果与判定

供试品管的浑浊浅于对照管的浑浊，判为符合规定；如供试品管的浑浊浓于对照管，则判为不符合规定。

《中国药品检验标准操作规范》2010 年版

（三）硫酸盐检查

1. 检查方法

（1）供试液的制备 称取葡萄糖 1.95~2.05g，加水溶解使成约 40ml；溶液如不澄清，应滤过；置 50ml 纳氏比色管中，加稀盐酸 2ml，摇匀，即得。

（2）对照液的制备 另取标准硫酸钾溶液 2.0ml，置 50ml 纳氏比色管中，加水使成约 40ml，加稀盐酸 2ml，摇匀，即得。

（3）于供试液与对照液中，分别加入 25% 的氯化钡溶液 5ml，用水稀释成 50ml，充分摇匀，放置 10min。

（4）同置黑色背景上，从比色管上方向下观察，比较供试液和对照液所显浑浊。

2. 结果判断

供试液所显浑浊不超过对照液，即为"硫酸盐限量小于或等于 0.01%，判为符合规定；超过对照液，则判为不符合规定。

硫酸盐检查法

1 简述

微量硫酸盐在盐酸酸性溶液中与氯化钡作用生成硫酸钡浑浊液，与一定量的标准硫酸钾溶液在同一操作条件下生成的浑浊液比较，以检查供试品中硫酸盐的限量。

2 仪器与用具

纳氏比色管50ml，应选玻璃质量好、配对、无色（尤其管底）、管的直径大小相等、管上的刻度高低一致的纳氏比色管进行实验。

3 试药与试液

标准硫酸钾溶液的配制称取硫酸钾0.181g，置1000ml量瓶中，加水适量使溶解并稀释至刻度，摇匀，即得（每1ml相当于100μg的SO_4）。

4 操作方法

4.1 供试品溶液的配制除另有规定外，取各品种项下规定量的供试品，置50ml纳氏比色管中，加水溶解使成约40ml；溶液如显碱性，可滴加盐酸使遇pH试纸显中性；溶液如不澄清，应滤过；加稀盐酸2ml，摇匀，即得。

4.2 对照溶液的配制取该品种项下规定量的标准硫酸钾溶液，置另一50ml纳氏比色管中，加水使成约40ml，加稀盐酸2ml，摇匀，即得。

4.3 于供试品溶液与对照溶液中，分别加入25%氯化钡溶液5ml，用水稀释使成50ml，充分摇匀，放置10min，同置黑色背景上，从比色管上方向下观察，比较所产生的浑浊。

4.4 供试品溶液如带颜色，除另有规定外，可取供试品溶液两份，分别置50ml纳氏比色管中，一份加25%氯化钡溶液5ml，摇匀，放置10min，如显浑浊，可反复滤过，至滤液完全澄清，再加规定量的标准硫酸钾溶液与水适量使成50ml，摇匀，放置10min，作为对照溶液；另一份加25%氯化钡溶液5ml与水适量使成50ml，摇匀，放置10min，按上述方法比较所产生的浑浊。

5 注意事项

5.1 供试品溶液如需过滤，应预先用盐酸酸化的水洗净滤纸中可能带来的硫酸盐，再滤过供试品溶液，使其澄清。

5.2 加入25%氯化钡溶液后，应充分摇匀，以免影响浊度。

5.3 25%氯化钡溶液存放时间过久，如有沉淀析出，即不能使用，应予重配。

5.4 应将供试品管与对照管同置黑色台面上，自上向下观察浊度，较易判断。必要时，可变换供试品管和对照管的位置后观察。

5.5 纳氏比色管用后应立即用水冲洗，不应用毛刷刷洗，以免划出条痕损伤比色管。

6 结果与判定

供试品管的浑浊浅于对照管的浑浊，判为符合规定；如供试品管的浑浊浓于对照管，则判为不符合规定。

《中国药品检验标准操作规范》2010 年版

（四）铁盐的检查

1. 检查方法

（1）供试液的制备　称取葡萄糖 1.95～2.05g，加水 20ml 溶解后，加硝酸 3 滴，缓缓煮沸 5min，放冷，转移至 50ml 纳氏比色管中，加水稀释使成 45ml。

（2）对照液的制备　另取标准铁溶液 2.0ml，加水 20ml，加硝酸 3 滴，缓缓煮沸 5min，放冷，转移至 50ml 纳氏比色管中，加水稀释使成 45ml。

（3）于供试液与对照液中，加硫氰酸铵溶液 3ml，摇匀。

（4）将供试液和对照液管同置于白色背景上，打开比色管的盖子，自上而下透视，或同置于白色背景前，平视观察、比较。

2. 结果判断

供试液所显颜色比对照液颜色浅或持平，即为"铁盐限量小于或等于 0.001%"，判为符合规定；所显颜色超过对照液，判为不符合规定。

知识拓展

铁盐检查法

1　简述

1.1　药品中铁盐的限度检查，《中国药典》2010 年版二部附录Ⅷ G 采用硫氰酸盐法。该法系利用硫氰酸盐在酸性溶液中与供试溶液中的三价铁盐生成红色的可溶性硫氰酸铁的配位化合物，与一定量标准铁溶液用同法处理后进行比色。

1.2　本法适用于药品中微量铁盐的限度检查。

2　仪器与用具

纳氏比色管 50ml，应选玻璃质量好，配对、无色（尤其管底），管的直径大小相等，管上的刻度高低一致的纳氏比色管进行实验。

3　试药与试液

标准铁溶液的制备称取硫酸铁铵 $[FeNH_4(SO_4)_2 \cdot 12H_2O]$ 0.863g，置 1000ml 量瓶中，加水溶解后，加硫酸 2.5ml，用水稀释至刻度，摇匀，作为贮备液。临用前，精密量取贮备液 10ml，置 100ml 量瓶中，加水稀释至刻度，摇匀，即得（每 1ml 相当于 10μg 的 Fe）。

4　操作方法

4.1　供试溶液的制备除另有规定外，取各品种项下规定量的供试品，置 50ml 纳氏比色管中，加水溶解使成 25ml。

4.2　对照溶液的制备取规定量的标准铁溶液（10μg/ml），置另一 50ml 纳氏比色管中，加水使成 25ml。

4.3　向上述两管内各加稀盐酸 4.0ml，过硫酸铵 50mg，用水稀释使成 35ml，加 30%

硫氰酸铵溶液3.0ml，再加水至50ml，摇匀；以白色背景观察比较所产生的颜色。

4.4 如供试管与对照管色调不一致，可分别移至分液漏斗中，各加正丁醇20ml振摇提取，待分层后，将正丁醇层移至50ml纳氏比色管中，再用正丁醇稀释至25tnl，比较即得。

5 注意事项

标准铁贮备液应存放于阴凉处，存放期间如出现浑浊或其他异常情况时，不得再使用。

6 结果与判定

供试管所显的颜色浅于对照管时，判为符合规定；供试管所显颜色深于对照管时，则判为不符合规定。

《中国药品检验标准操作规范》2010年版

（五）重金属的检查

1. 操作方法

（1）对照液的制备 取25ml纳氏比色管一支，加标准铅溶液2ml，加醋酸盐缓冲液2ml，加水稀释成25ml。

（2）供试液的制备 称取葡萄糖3.95~4.05g，置25ml纳氏比色管中，加水20ml溶解，再加醋酸盐缓冲液2ml，最后加水稀释成25ml。

（3）再在供试液与对照液中分别加硫代乙酰胺试液各2ml，摇匀，放置2min。

（4）同置白纸上，自上向下透视，比较供试液与标准铅溶液的颜色。

2. 结果判断

供试液所显颜色浅于或与标准溶液持平，即为"重金属限量小于或等于百万分之五"，判为符合规定；深于标准溶液则判为不符合规定。

知识拓展

重金属检查法

1 简述

1.1 重金属是指在规定实验条件下能与显色剂作用显色的金属杂质。《中国药典》2010年版二部附录Ⅷ H采用硫代乙酰胺试液或硫化钠试液作显色剂，以铅（Pb）的限量表示。

2 仪器与用具

2.1 纳氏比色管50ml，应选择外表面无划痕，色泽一致，无瑕疵，管的内径和刻度线的高度均匀一致的质量好的玻璃比色管进行实验。

2.2 配制与贮存标准铅溶液用的玻璃容器均不得含铅。

3 试药与试液

3.1 标准铅溶液准确称取在105℃干燥至恒重的硝酸铅0.1599g，置1000ml量瓶中，加硝酸5ml与水50ml溶解后，用水稀释至刻度，摇匀，作为贮备液。临用前，精密量取贮备液10ml，置100ml量瓶中，加水稀释至刻度，摇匀，即得，即日使用（每

1ml 相当于 10μg 的 Pb）。

3.2 硫代乙酰胺试液、硫化钠试液、醋酸盐缓冲液（pH 3.5）与维生素 C 等均按《中国药典》2010 年版二部附录 ⅩⅤ 的规定。

3.3 稀焦糖溶液取蔗糖或葡萄糖约 5g，置瓷坩埚中，在玻璃棒不断搅拌下，加热至呈棕色糊状，放冷，用水溶解成约 25ml，滤过，贮于滴瓶中备用。临用时，根据供试液色泽深浅，取适当量调节使用。

4 操作方法

4.1 第一法

4.1.1 取 25ml 纳氏比色管三支，编号为甲、乙、丙。

4.1.2 甲管中加一定量的标准铅溶液与醋酸盐缓冲液（pH 3.5）2ml，加水或各品种项下规定的溶剂稀释成 25ml。

4.1.3 乙管中加按该品种项下规定的方法制成的供试液 25ml。

4.1.4 丙管中加与乙管相同量的供试品，按该品种项下规定的方法制成溶液，在加水或溶剂稀释成 25ml 前，加与甲管相同量的标准铅溶液，然后加水或溶剂稀释使成 25ml。

4.1.5 如供试液略带颜色，可在甲管中滴加稀焦糖溶液少量或其他无干扰的有色溶液，使其色泽与乙管、丙管一致。

4.1.6 在甲、乙、丙三管中分别加硫代乙酰胺试液各 2ml，摇匀，放置 2min，同置白纸上，自上向下透视，当丙管中显出的颜色不浅于甲管时，乙管中显出的颜色与甲管比较，不得更深。如丙管中显出的颜色浅于甲管，试验无效，应取样按第二法重新检查。

4.1.7 如在甲管中滴加稀焦糖溶液或其他无干扰的有色溶液，仍不能使颜色一致时，应取样按第二法重新检查。

4.1.8 供试品如含高铁盐而影响重金属检查时，可在甲、乙、丙三管中分别加相同量的维生素 C 0.5~1.0g，再照上述方法检查。

4.1.9 配制供试液时，如使用的盐酸超过 1ml（或与盐酸 1ml 相当的稀盐酸），氨试液超过 2ml，或加入其他试剂进行处理者，除另有规定外，甲管溶液应取同样同量的试剂置瓷皿中蒸干后，加醋酸盐缓冲（pH 3.5）2ml 与水 15ml，微热溶解后，移至纳氏比色管中，加标准铅溶液一定量，再用水或各品种项下规定的溶剂稀释成 25ml。

5 注意事项

5.1 标准铅溶液应在临用前精密量取标准铅贮备液新鲜稀释配制，限当日使用（每 1ml 相当于 10μg 的 Pb）；配制与贮存标准铅溶液使用的玻璃容器，均不得含有铅。

5.2 硫代乙酰胺试液与重金属反应受溶液的 pH 值、硫代乙酰胺试液加入量、显色时间等因素的影响，经实验，本重金属检查选用醋酸盐缓冲液（pH 3.5）2ml 调节 pH 值，显色剂硫代乙酰胺试液用量 2ml，显色时间为 2min，是最有利显色反应进行、使呈色最深的条件，故配制醋酸盐缓冲液（pH 3.5）时，要用 pH 计调节溶液的 pH 值，应注意控制硫代乙酰胺试液的加入量及硫代乙酰胺试液显色剂的显色时间。

5.3　为了便于目视比较，第一、二和第三法中的标准铅溶液用量以 2.0ml（相当与 20μg 的 Pb）为宜，小于 1.0ml 或大于 30ml，呈色太浅或太深，均不利于目视比较，故在检查时，如供试品取样量与标准铅溶液的取用量均未指明时，常以标准铅溶液为 2.0ml 来计算供试品的取样量，并进行试验。

5.4　供试品中如含有高铁盐，在弱酸性溶液中会使硫代乙酰胺水解生成的硫化氢进一步氧化析出乳硫，影响检查，加入维生素 C 可将高铁离子还原为亚铁离子而消除干扰。

5.5　如供试品自身为重金属的盐，在检查这类药品中的其他金属时，必须先将供试品本身的金属离子除去，再进行检查。如在枸橼酸铁铵中检查铅盐时，利用 Fe^{3+} 在一定浓度的盐酸中形成，用乙醚提取除去，再调节供试液至碱性，用氰化钾试液掩蔽微量的铁后进行检查；右旋糖酐铁注射液中重金属检查，也是在一定浓度的盐酸中，用醋酸异丁酯提取除去铁盐后进行检查。

5.6　药品本身生成的不溶性硫化物，影响重金属检查，可加入掩蔽剂以避免干扰。如硫酸锌和葡萄糖酸锑钠中铅盐检查，是在碱性溶液中加入氰化钾试液，或在中性溶液中加入酒石酸，使锌离子或锑离子生成稳定的络合物，再依法检查。

5.7　为了消除盐酸或其他试剂可能夹杂的重金属，故在配制供试品溶液时，如使用盐酸超过 1ml 或与盐酸 ml 相当的稀盐酸）或使用氨试液超过 2ml，以及用硫酸或硝酸进行有机破坏，或加入其他试剂进行处理者，除另有规定外，对照溶液应取同样量试液蒸干后，依法检查。

5.8　在检查时，标准管（甲管）、供试品管（乙管）与监测管（丙管）应平行操作，同时按顺序加入试剂，试剂加入量、操作条件等应一致。

6　结果判定

6.1　第一法，当丙管中显出的颜色不浅于甲管时，乙管中显出的颜色与甲管比较，乙管所呈颜色浅于甲管，判为符合规定。如丙管中显出的颜色浅于甲管，试验无效，应取样按第二法重新检查。如供试液略带颜色，在甲管中滴加稀焦糖溶液或其他无干扰的有色溶液，仍不能使甲管、乙管、丙管颜色一致时，应取样按第二法重新检查。

《中国药品检验标准操作规范》2010 年版

（六）干燥失重的测定

1. 操作方法

（1）将洗净的扁形称量瓶，连同敞开的玻璃盖在与供试品同在 105℃ 干燥 3h 后，在温度降至 70～80℃ 时，取出并盖好盖子，放入干燥器内，降至室温，精密称定其重量。用同样方法继续干燥 th 后，重复操作，称定重量并记录，直至恒重（连续两次干燥的重量差异在 0.3mg 以下）。

（2）称取葡萄糖 0.6～1.4g，平铺在干燥至恒重的扁形称量瓶中，精密称定其重量。

（3）将葡萄糖平铺在扁形称量瓶中，厚度不超过 5mm 为宜。

（4）将扁形称量瓶置电热箱中，干燥箱的温度计水银柱应在扁形长量瓶旁边，并将扁形称量瓶的瓶盖打开，置称量瓶旁。

（5）调节干燥箱的温度至105℃，记录时间。

（6）继续干燥3h后，关闭烘箱。

（7）在温度降至70~80℃时，取出扁形称量瓶并盖好盖子，放入干燥器内，降至室温，精密称定其重量。继续干燥3h后，关闭烘箱。

（8）继续在105℃干燥1h后，重复操作，称定重量并记录，直至恒重。

2. 结果计算

$$干燥失重 = \frac{m_1 - m_2}{m_1 - m_0} \times 100\%$$

式中 m_0——称量瓶的恒重，g；

　　　m_1——干燥前供试品与称量瓶的重量，g；

　　　m_2——干燥后供试品与称量瓶的恒重，g。

3. 结果判断

测定结果小于或等于规定限量判为符合规定，大于规定限量判为不符合规定。

知识拓展

干燥失重测定法

1　简述

1.1　药品的干燥失重系指药品在规定条件下干燥后所减失重量的百分率。减失的重量主要是水、结晶水及其他挥发性物质，如乙醇等。由减失的重量和取样量计算供试品的干燥失重。

1.2　干燥失重测定法（《中国药典》2010年版二部附录ⅡL）常采用烘箱干燥法、恒温减压干燥法及干燥器干燥法，后者又分常压、减压两种。

1.3　烘箱干燥法适用于对热较稳定的药品；恒温减压干燥法适用于对热较不稳定或其水分较难除尽的药品；干燥器干燥法适用于不能加热干燥的药品，减压有助于除去水分与挥发性物质。

2　仪器与用具

2.1　扁形称量瓶。

2.2　烘箱控温精度±1℃。

2.3　恒温减压干燥箱。

2.4　干燥器（普通）、减压干燥器。

2.5　真空泵。

2.6　分析天平感量0.1mg。

3　试药与试液

干燥器中常用的干燥剂为硅胶、五氧化二磷或无水氯化钙。恒温减压干燥箱中常用的干燥剂为五氧化二磷。干燥剂应保持在有效状态，硅胶应显蓝色，五氧化二磷应呈粉末状，如表面呈结皮现象时应除去结皮物。无水氯化钙应呈块状。

4 操作方法

4.1 称取供试品取供试品，混合均匀（如为较大结晶，应先迅速捣碎使成2mm以下的小粒）。称取约1g或各品种项下所规定的重量，置与供试品同样条件下干燥至恒重的扁形称量瓶中（供试品平铺厚度不可超过5mm，如为疏松物质，厚度不可超过10mm），精密称定。干燥失重在1.0%以下的品种可只做一份，1.0%以上的品种应同时做平行实验两份。

4.2 干燥 除另有规定外，照各品种项下规定的条件干燥。干燥时，应将瓶盖取下，置称量瓶旁，或将瓶盖半开。取出时需将称量瓶盖好。

4.3 称重

4.3.1 用干燥器干燥的供试品，干燥后即可称定重量。

4.3.2 置烘箱或恒温减压干燥箱内干燥的供试品，应在干燥后取出置干燥器中放冷至室温（一般需30~60min），再称定重量。

4.4 恒重称定后的供试品按4.2和4.3操作，直至恒重。

5 注意事项

5.1 由于原料药的含量测定，根据《中国药典》凡例的规定，应取未经干燥的供试品进行实验，测定后再按干燥品计算，因而干燥失重的数据将直接影响含量测定的结果；当供试品具有引湿性时，宜将含量测定与干燥失重的取样放在同一时间进行。

5.2 供试品如未达到规定的干燥温度即融化时，除另有规定外，应先将供试品在低于熔点5~10℃的温度下干燥至大部分水分除去后，再按规定条件干燥。

5.3 采用供箱和恒温减压干燥箱干燥时，待温度升至规定值并达到平衡后（加热温度有冲高现象），再放入供试品，按规定条件进行干燥，同时记录干燥开始的时间。

5.4 减压干燥，除另有规定外，压力应在2.67kPa（20mmHg）以下。并宜选用单层玻璃盖的称量瓶，如用玻璃盖为双层中空，减压时，称量瓶盖切勿放入减压干燥箱（器）内，应放在另一普通干燥器内。减压干燥器（箱）内部为负压，开启前应注意缓缓旋开进气阀，使干燥空气进入，并避免气流吹散供试品。

5.5 初次使用新的减压干燥器时，应先将外部用厚布包好，再行减压，以防破碎伤人。

5.6 装有供试品的称量瓶应尽量置于温度计附近，以免因箱内温度不均匀产生温度误差。

5.7 测定干燥失重时，常遇有几个供试品同时进行，因此称量瓶（包括瓶盖）宜先用适宜的方法编码标记，以免混淆；称量瓶放入烘箱内的位置以及取出放冷、称重的顺序，应先后一致，则较易获得恒重。

5.8 称定扁形称量瓶和供试品以及干燥后的恒重，均应准确至0.1mg位。

6 结果与判定

计算结果按"有效数字和数值的修约及其运算"修约，使其与标准中规定限度的有效数位一致。其数值小于或等于限度值时，判为符合规定；大于限度值时，则判为不符合规定。如规定为高低限度范围时，而测得的数值介于高低限度范围之内时，判为符合规定。

7 附注

干燥至恒重，除另有规定外，系指在规定条件下连续两次干燥后称重的差异在 0.3mg 以下；干燥过程中的第二次及以后各次称重均应在规定条件下继续干燥 1h 后进行。

《中国药品检验标准操作规范》2010 年版

（七）炽灼残渣的检查

1. 操作方法

（1）将清洗干净的坩埚盖子，放入高温炉中，将盖子斜盖在坩埚上，经 700 ~ 800℃炽灼约 30 ~ 60min，使高温炉停止加热，待温度降至 300℃左右时，用坩埚钳将坩埚盖盖好，取出，放入有干燥剂的干燥器中，放冷至室温（一般约需 60min）精密称定其重量。

（2）在上述条件下继续炽灼 30min 后，取出，置于燥器内，放冷，称重；重复数次，直至连续两次的重量相差大于 0.3mg，即达到恒重，将坩埚放入干燥器中备用。

（3）称取葡萄糖 0.6 ~ 1.4g，置已炽灼至恒重的坩埚中，精密称定其重量。

（4）将盛有葡萄糖的坩埚斜置在酒精灯、煤气灯或电炉上缓缓炽灼（避免供试品骤然膨胀而逸出），炽灼至供试品全部炭化呈黑色，并不冒浓烟，放冷至室温。

（5）滴加浓硫酸 0.5 ~ 1.0ml，使炭化物全部湿润，继续在酒精灯、煤气灯或电炉上加热至硫酸蒸气除尽后，白烟完全消失，将坩埚积移置高温炉中，将盖子斜盖在坩埚上，经 700 ~ 800℃炽灼 60min，使葡萄糖完全炭化。

（6）完全炭化后停止加热，待温度降至 300℃左右时，用坩埚钳将坩埚盖盖好，取出，放入有干燥剂的干燥器中，放冷至室温，精密称定其重量。

（7）继续炽灼至恒重。

2. 结果计算

$$炽灼残渣 = \frac{m_1 - m_2}{m_1 - m_0} \times 100\%$$

式中　m_0——坩埚的恒重，g；

　　　m_1——炽灼前供试品与坩埚的重量，g；

　　　m_2——炽灼后残渣与坩埚的恒重，g。

3. 结果判断

测定结果小于或等于规定限量判为符合规定，大于规定限量判为不符合规定。

知识拓展

炽灼残渣检查法

1 简述

本法（《中国药典》2010 年版二部附录 Ⅷ N）中的"炽灼残渣"系指将药品（多为有机化合物）经加热灼烧至完全灰化，再加硫酸 0.5 ~ 1.0ml 并炽灼（700 ~ 800℃）至恒重后遗留的金属氧化物或其硫酸盐。

2 仪器与用具

2.1 高温炉。

2.2 坩埚瓷坩埚、铂坩埚、石英坩埚。

2.3 坩埚钳普通坩埚钳、尖端包有祐层的铂坩埚钳。

2.4 通风柜。

2.5 分析天平感量0.1mg。

3 试药与试液

硫酸 分析纯。

4 操作方法

4.1 空坩埚恒重 取洁净坩埚置高温炉内,将坩埚盖斜盖于坩埚上,经加热至700~800℃炽灼约30~60min,停止加热,待高温炉温度冷却至约300℃,取出坩埚,置适宜的干燥器内,盖好坩埚盖,放冷至室温(一般约需60min),精密称定坩埚重量(准确至0.1mg)。再以同样条件重复操作,直至恒重,备用。

4.2 称取供试品 取供试品1.0~2.0g或各品种项下规定的重量,置已炽灼至恒重的坩埚内,精密称定。

4.3 炭化 将盛有供试品的坩埚置电炉上缓缓灼烧(应避免供试品受热骤然膨胀或燃烧而逸出),炽灼至供试品全部炭化呈黑色,并不再冒烟,放冷至室温(以上操作应在通风柜内进行)。

4.4 灰化 除另有规定外,滴加硫酸0.5~1.0ml,使炭化物全部湿润,继续在电炉上加热至硫酸蒸气除尽,白烟完全消失(以上操作应在通风柜内进行)。将坩埚置高温炉内,坩埚盖斜盖于坩埚上,在700~800℃炽灼约60min,使供试品完全灰化。

4.5 恒重 按操作方法4.1自"停止加热,待高温炉……"起,依法操作,直至恒重。

5 注意事项

5.1 炭化与灰化的前一段操作应在通风柜内进行。供试品放入高温炉前,务必完全炭化并除尽硫酸蒸气。必要时,高温炉应加装排气管道。

5.2 供试品的取用量,除另有规定外,一般为1.0~2.0g(炽灼残渣限度为0.1%~0.2%)。如有限度较高的品种,可调整供试品的取用量,使炽灼残渣的量为1.2mg。

5.3 坩埚应编码标记,盖子与坩埚应编码一致。从高温炉中取出时的温度、先后次序、在干燥器内的放冷时间以及称量顺序,均应前后一致;同一干燥器内同时放置的坩埚最好不超过4个,否则不易达到恒重。

5.4 坩埚放冷后干燥器内易形成负压,应小心开启干燥器,以免吹散坩埚内的轻质残渣。

5.5 炽灼残渣如需留作重金属检查,炽灼温度必须控制在500~600℃。

5.6 如供试品中含有碱金属或氟元素时,可腐蚀瓷坩埚,应使用铂坩埚。在高温条件下夹取热钼坩埚时,宜用钳头包有祐层的坩埚钳。

5.7 开关炉门时,应注意勿损坏高质耐火绝缘层。

6 结果与判定

计算结果按"有效数字和数值的修约及其运算"修约，使其与标准中规定限度的有效数位一致。其数值小于或等于限度值时，判为符合规定（当限度规定为≤0.1%，而实验结果符合规定时，报告数据应为"小于0.1%"或"为0.1%"）；其数值大于限度值时，则判为不符合规定。

《中国药品检验标准操作规范》2010年版

四、结果分析及检验报告

按规定要求进行原始记录、数据处理并填写检验报告书（记录见附表）。

五、思考

1. 检查药品溶液的澄清度时需要注意的事项有哪些？
2. 举例说明不同色调色号标准比色液的制备方法。
3. 试述氯化物检查的基本原理和条件。氯化物检查中，为什么要加稀硝酸？
4. 氯化物、硫酸盐检查时如何控制其反应条件？
5. 供试品带颜色时，如何进行氯化物和硫酸盐检查？
6. 硫酸盐和氯化物检查中，如用滤纸过滤，分别应如何处理？
7. 简述铁盐检查的基本原理和条件，检查中为什么加入过量的硫氰酸铵？
8. 硫代乙酰胺法试液为什么要临用新配？

实验四 药物特殊杂质检查

一、资料与分析

（一）特殊杂质检查相关知识

特殊杂质是指在该药物的生产和贮存过程中，根据药物的性质、生产方式和工艺条件，有可能引入的杂质。这类杂质随药物的不同而异。由于特殊杂质多种多样，检查方法各异，故一般将其分成四大类：

1. 物理法

利用药物与杂质在嗅、味、挥发性、颜色、溶解及旋光性等上的差异，检查所含杂质是否符合限量规定。

2. 化学反应法

（1）容量分析方法 利用药物与杂质在酸碱性及氧化还原性等方面的差异，用标准溶液滴定来测定杂质含量。

（2）重量分析方法 在一定实验条件下测定遗留物重量。

（3）比色法和比浊法 利用杂质特有的呈色反应（比色法）和沉淀反应（比浊法）与标准对照。

3. 色谱法

（1）纸色谱法 取一定量供试品溶液杂质限量对照品溶液，于同一色谱滤纸上点样，展开，检出后，比较杂质斑点的个数、颜色深浅或荧光强度等。通常用于极性较大的药物或放射性药物的检查。该法展开时间长、斑点较为扩散、不能用强酸等腐蚀性显色剂。

（2）薄层色谱法（TLC）　类似纸色谱法，但较简便、快速、灵敏、不需特殊设备，适用于有机杂质的检查。另外，一般将与主药有密切相关的原料、中间体、副产物或分解产物等特殊杂质称为有关物质，将甾体类药物中的特殊杂质称为其它甾体。

（3）高效液相色谱法（HPLC）　本法分离效能高、专属性强和检测灵敏，适用于有机杂质，但更多地用于含量测定。

（4）气相色谱法（GC）　主要用于挥发性有机杂质和有机溶剂残留量的检查。

4. 光谱法

利用药物与杂质紫外、红外和原子吸收等光学活性上的差异，检查所含杂质是否符合限量规定。

（二）实训项目

1. 阿司匹林中水杨酸的检查（目视比色法）

游离水杨酸　取本品0.10g，加乙醇1ml溶解后，加冷水适量使成50ml，立即加新制的稀硫酸铁铵溶液〔取盐酸溶液（9→100）1ml，加硫酸铁铵指示液2ml后，再加水适量使成100ml〕1ml，摇匀；30秒钟内如显色，与对照液（精密称取水杨酸0.1g，加水溶解后，加冰醋酸1ml，摇匀，再加水使成1000ml，摇匀，精密量取1ml，加乙醇1ml、水48ml与上述新制的稀硫酸铁铵溶液1ml，摇匀）比较，不得更深（0.1%）。

2. 盐酸氯丙嗪中有关物质的检查（薄层色谱法）

有关物质　避光操作。取本品，加甲醇制成每1ml中含10mg的溶液，作为供试品溶液；精密量取适量，加甲醇稀释成每1ml中含0.1mg的溶液，作为对照溶液。照薄层色谱法（附录Ⅴ B）试验，吸取上述两种溶液各10μl，分别点于同一硅胶GF$_{254}$薄层板上，以环己烷－丙酮－二乙胺（80：10：10）为展开剂，展开，晾干，置紫外光灯（254nm）下检视。供试品溶液如显杂质斑点，与对照溶液所显的主斑点比较，不得更深。

3. 葡萄糖注射液中5－羟甲基糠醛的检查（紫外分光光度法）

5－羟甲基糠醛　精密量取本品适量（约相当于葡萄糖1.0g），置100ml量瓶中，加水稀释至刻度，摇匀，照紫外－可见分光光度法（附录Ⅳ A），在284nm的波长处测定，吸光度不得大于0.32。

（三）实验安排

实训程序	实训内容	实训时间	实训形式	备　注
实训前准备	查找资料	1.5学时		根据情况，组间合作
	仪器、试药试液准备			
实训过程	阿司匹林中水杨酸的检查	4学时	2人一组分工合作	按规定方法合理、交叉进行
	盐酸氯丙嗪中有关物质检查			
	葡萄糖注射液中羟甲基糠醛			
实训总结	检验报告及相关资料书写	0.5学时		

二、实训准备

1. 试剂

	名　称	规　格	总耗量	领取人
药品试剂及耗材				

2. 仪器

	名　称	型　号	数　量	准备情况
实验仪器				

3. 试液配制

根据:《中国药典》2010 年版第二部附录 XV B

《中华人民共和国国家标准 (GB – T 601 – 2002)》化学试剂标准滴定溶液的制备

试　液	配制方法	配制人

还有什么不明白的? 寻找解决办法!

我的困难	解决途径

三、实训过程

（一）阿司匹林中水杨酸的检查（目视比色法）

1. 检查方法

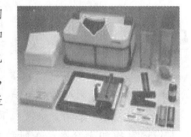

（1）供试液的制备　取阿司匹林 0.095～0.105g 于干燥的 50ml 比色管中，加乙醇 1ml 溶解后，加冷水（10℃以下）适量使成 50ml，摇匀，即得。

（2）对照液的制备　精密称取水杨酸 0.1g，加水溶解后，加冰醋酸 1ml，摇匀，再加水使成 1000ml，摇匀。精密量取，1ml，加乙醇 1ml，加冷水（10℃以下）适量使成 50ml，摇匀，即得。

（3）显色　立即于供试液和对照液中分别加入新制的稀硫酸铁铵溶液 1ml，摇匀。

2. 结果判断

供试液 30s 内如显色，与对照液比较，不得更深（0.1%）。

知识链接

目视比色法

用眼睛比较溶液颜色的深浅以测定物质含量的方法，称为目视比色法。

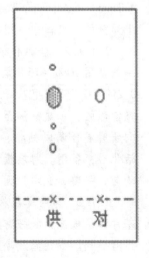

这种方法就是使用由同种材料制成的，大小形状相同的平底玻璃管（称为比色管），于管中分别标准溶液和待测液，在实验条件相同的情况下，再加入等量的显色剂和其他试剂，至一定刻度（比色管容量有 10，25，50，100 等几种），然后同置于白色背景上，打开比色管的盖子，自上而下透视，比较待测液与标准溶液颜色的深浅。

（二）盐酸氯丙嗪中有关物质的检查（薄层色谱法）

1. 关键点

> 展开剂：环己烷—丙酮—二乙胺（80：10：10）
> 点样量：两种溶液各 10μl
> 显色方法：置紫外光灯（254nm）下检视

2. 检查方法

（1）薄层板的制备　取硅胶 GF_{254} 4.5g，加水约 15ml 调成浆状，铺成 5cm×20cm 板 3 块（厚度 0.2mm），待自然干燥后，于 105℃活化 1h，放于干燥器中备用。

（2）供试品溶液的制备　精密称取本品 0.095～0.105g 于 10ml 干燥容量瓶中，加甲醇至刻度，制成每 1ml 中含 10mg 的溶液，摇匀，即得。

（3）对照品溶液的制备　精密量取供试溶液 1ml 于 100ml

量瓶中，加甲醇稀释成每1ml含0.1mg的溶液，摇匀，即得。

（4）点样、展开　吸取上述两种溶液各10μl，分别点于同一硅胶GF$_{254}$薄层板上，以环己烷－丙酮－二乙胺（80：10：10）为展开剂，展开，晾干。

（5）显色　置紫外光灯（254nm）下检视。

3. 结果判断

供试品溶液如显杂质斑点，与对照溶液所显的主斑点比较，不得更深。

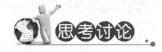

盐酸氯丙嗪中有关物质的规定限量是多少？

知识拓展

薄层色谱法

1　操作方法

1.1　薄层板制备

1.1.1　自制薄层板　自制薄层板一般可分为无黏合剂和含黏合剂两种。

1.1.1.1　无黏合剂薄层板　系将固定相直接涂布于玻璃板上，除另有规定外，将1份固定相和3份水，在研钵中沿同一方向研磨混合，去除表面的气泡后，置玻璃板上使涂布均匀，或倒入涂布器中，在玻璃板上平稳地移动涂布器进行涂布（厚度为0.2～0.3mm），取涂好的薄层板，置水平台上于室温下晾干后，在110℃活化30min，即置有干燥剂的干燥器中备用。

1.1.1.2　含黏合剂薄层板　除另有规定外，系将固定相中加入一定量的黏合剂，一般常用10%～15%煅石膏（CaSO$_4$·2H$_2$O在140℃加热4h），混匀后加水适量，或用0.2%～0.5%羧甲基纤维素钠水溶液（取羧甲基纤维素钠适量，加入一定的水后，放置使溶胀，加热煮沸至完全溶解，放置，取上清液，即得）适量，在研钵中沿同一方向研磨混合调成糊状，去除表面的气泡后，同1.1.1.3均匀涂布于玻璃板上。晾干，活化后，备用。薄层板使用前应检查其均匀度（可通过透射光和反射光检视），表面应均匀、平整、光滑，无麻点、无气泡、无破损、无污染。

1.1.2　市售薄层板　临用前一般应在110℃活化30min。聚酰胺薄膜不需活化。铝基片薄层板或聚酰胺薄膜均可根据需要剪裁，但须注意剪裁后的薄层板底边的涂层不得有破损。如在储放期间被空气中杂质污染，使用前可用适宜的溶剂在展开容器中上行展开预洗，110℃活化后，置干燥器中备用。

1.2　点样　除另有规定外，在洁净干燥的环境下，用点样器点样于薄层板上，一般为圆点，位置应正确、集中。点样基线距底边 2.0cm（高效薄层板一般为 0.8 ~ 1.0cm），样点直径为 2.4mm（高效薄层板为 1.2mm），点间距离可视斑点扩散情况以不影响检出为宜，一般为 1.0 ~ 2.0cm（高效薄层板可不小于 5mm）。点样时必须注意勿损伤薄层板表面。

1.3　展开　展开缸预先用展开剂饱和可避免边缘效应。如需预饱和，可在缸中加入足够量的展开剂，必要时在壁上贴两条与缸一样高的宽滤纸条，一端浸入展开剂中，密封顶盖，一般保持 15 ~ 30min，使系统平衡或按各品种项下的规定操作。

将点好供试品的薄层板放人展开缸的展开剂中，浸人展开剂的深度为距薄层板底边 0.5 ~ 1.0cm（切勿将样点浸入展开剂中），密封顶盖，待展开至适宜的距离（如 20cm 长的薄层板，展距一般为 10 ~ 15cm，高效薄层板展距一般为 5cm 左右），取出薄层板，晾干，按各品种项下的规定检测。

1.4　显色与检视　荧光薄层板可用荧光淬灭法；普通薄层板，有色物质可在日光下直接检视；无色物质可用物理或化学方法检视。物理方法是检出斑点的荧光颜色及强度；化学方法一般用化学试剂显色后，立即覆盖同样大小的玻璃板，检视。

2　测定法

2.1　鉴别　可采用与同浓度的对照品溶液，在同一块薄层板上点样、展开与检视，供试品溶液所显主斑点的颜色（或荧光）与位置应与对照品溶液的主斑点一致，而且主斑点的大小与颜色的深浅也应大致相同。或采用供试品溶液与对照品溶液等体积混合，应显示单一、紧密的斑点；或选用与供试品化学结构相似的药物对照品与供试液的主斑点比较，两者比移值应不同；或将上述两种溶液等体积混合，应显示两个清晰分离的斑点。

2.2　杂质检查　可采用杂质对照品法、供试品溶液的自身稀释对照法或杂质对照品法与供试品溶液自身稀释对照法并用。供试品溶液除主斑点外的其他斑点应与相应的对照品溶液或系列浓度对照品溶液的主斑点比较，或与供试品溶液的自身稀释对照溶液或自身稀释对照溶液的主斑点比较，不得更深。

通常应规定杂质的斑点数和单一杂质量，当采用系列自身稀释对照溶液时，也可规定估计的杂质总量。

3　注意事项

3.1　薄层板的活化与保存自制薄层板和商品薄层板在使用前均应进行活化，活化后的薄层板应立即置于有干燥剂的干燥器中保存。保存时间不宜过长，最好随用随制，放入干燥箱中保存仅作为使用前的一种过渡。

3.2　供试液的制备溶剂选择是否适当影响点样原点及分离后斑点的形状，一般应选择极性小的溶剂；只有在供试品极性较大，薄层板的活性较大时，才选择极性大的溶剂。除特殊情况外，试液的浓度要适宜，最好控制在使点样量不超过 10μl 高效薄层板点样量不超过 5μl）。

3.3　点样薄层板上供试品容积的负荷量极为有限，普通薄层板的点样量最好在

10μl 以下，高效薄层板在 5μl 以下。点样量过多可造成原点"超载"，展开剂产生绕行现象，使斑点拖尾。点样速度要快，在空气中点样以不超过 10min 为宜；以减少薄层板和大气的平衡时间。点样时必须注意勿损坏薄层表面。待溶剂挥散后方可展开。

3.4 点样环境实验环境的相对湿度和温度对薄层分离效果有着较大的影响（实验室一般要求相对湿度在 65 % 以下为宜），因此应保持试验环境的相对恒定。对温、湿度敏感的品种必须按品种项下的规定，严格控制实验环境的温、湿度。

《中国药品检验标准操作规范》2010 年版

（三）葡萄糖注射液中 5-羟甲基糠醛的检查（紫外分光光度法）

1. 检查方法

（1）溶液的配制精密量取本品适量（约相当于葡萄糖 1.0g），置 100ml 量瓶中，加水稀释至刻度，摇匀，即得。

（2）吸光度测定照紫外-可见分光光度法，在 284nm 的波长处测定吸光度，记录数据。

2. 结果判断

测得的吸光度应不得大于 0.32。

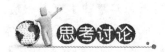

思考讨论

葡萄糖注射液中羟 5-甲基糠醛的规定限量是多少？

知识链接

比 较 法

系指取一定量供试品，在规定的条件下测定待检在杂志吸光度，与规定限量比较，判断供试品中的杂质限量。

比较法又称为含量测定法，可测定杂质的绝对含量，如测定吸收度、pH 值等。具有准确测定杂质的量，不需对照品等特点。

四、结果分析及检验报告

按规定要求进行原始记录、数据处理并填写检验报告书（记录见附表）。

五、思考

1. 阿司匹林中游离水杨酸的检查原理是什么？
2. 盐酸氯丙嗪有关物质检查采用的是薄层色谱法中的什么方法？此法有何优点？
3. 什么是有关物质？
4. 简述紫外分光光度法的操作要点。

第三章

药用辅料及其他检验

实验五　药用辅料质量检验

一、资料与分析

1. 资料一　药用辅料相关知识

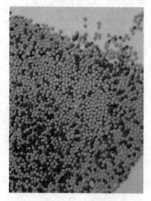

图 3 - 1　药用辅料

药用辅料（图 3 - 1）是指在制剂处方设计时，为解决制剂的成型性、有效性、稳定性、安全性加入处方中除主药以外的一切药用物料的统称。

药用辅料是药物制剂的基础材料和重要组成部分，是保证药物制剂生产和发展的物质基础，在制剂剂型和生产中起着关键的作用。它不仅赋予药物一定剂型，而且与提高药物的疗效、降低不良反应有很大的关系，其质量可靠性和多样性是保证剂型和制剂先进性的基础。

2. 资料二　药用辅料质量标准现状

近年来，国内发生的多起药源性事件，都与药用辅料的安全性密切相关：从 2006 年 "齐二药" 事件开始，到后来的中药注射剂、增塑剂、铬超标胶囊（图 3 - 2），药用辅料的监管问题越来越得到各界的重视。目前使用的药用辅料涉及范围非常广，但很多药用辅料并没有药用标准，约束了药用辅料的发展。而目前美国药典收载的辅料品种已达 500 多种，远远高于我国。

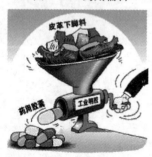

图 3 - 2　问题胶囊

2010 年版《中国药典》大幅度增加收载了药用辅料数量，2005 年版《中国药典》收载辅料 72 个，2010 年版《中国药典》共收载药用辅料总数为 132 个，其中新增品种 62 个，修订 52 个。并在制定中大幅增加质量控制项目并同时注重加强安全控制。

〖知识链接〗

安全控制项目举例

2010 年版《中国药典》对明胶空心胶囊质量标准重新进行了修订和完善，重点对安全性项目进行控制，规定铬的含量不得过 2ppm。同时增加了亚硫酸盐、环氧乙烷、对羟基苯甲酸酯类、氯乙醇等杂质检查项目。（2000 年版的空心胶囊质量标准，由于缺乏针对性项目，难以控制非法厂商用劣质原料投料生产）。

2005 版《中国药典》收载的药用辅料三氯甲烷为毒性有机溶剂，大量研究数据表明其肝毒性非常强，2010 年版药典从安全性角度考虑，未予继续收载。

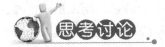

思考讨论

作为一名药品质量检验人员，你认为从哪些方面可以避免"毒胶囊事件"的发生？药用辅料的检验与一般药品有何区别？

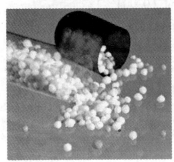

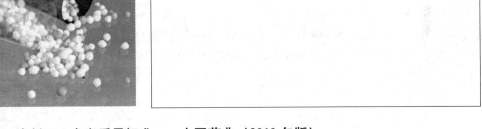

3. 资料三：参考质量标准——中国药典（2010 年版）

淀粉

Dianfen

Starch

本品系自禾本科植物玉蜀黍 Zea mays L. 的颖果或大戟科植物木薯 Manihot utilissimaPohl. 的块根中制得的多糖类颗粒。

【**性状**】 本品为白色粉末；无臭，无味。本品在冷水或乙醇中均不溶解。

【**鉴别**】 （1）取本品约 1g，加水 15ml，煮沸，放冷，即成类白色半透明的凝胶状物。

（2）取本品约 0.1g，加水 20ml 混匀，加碘试液数滴，即显蓝色或蓝黑色，加热后逐渐褪色，放冷，蓝色复现。

（3）取本品，用甘油醋酸试液装置（一部附录Ⅱ C），在显微镜下观察。玉蜀黍淀粉均为单粒，呈多角形或类圆形，直径为 5 ～30μm；脐点中心性，呈圆点状或星状；层纹不明显。木薯淀粉多为单粒，圆形或椭圆形，直径为 5 ～35μm，旁边有一凹处；脐点中心性，呈圆点状或星状，层纹不明显。

（4）取本品，在偏光显微镜下观察。玉蜀黍淀粉和木薯淀粉均呈现偏光十字，十字交叉位于颗粒脐点处。

【**检查**】 酸度 取本品 20.0g，加水 100ml，振摇 5 分钟使混匀，立即依法测定

（附录Ⅵ H），pH 值应为 4.5 ~7.0。

干燥失重 取本品，在 105℃ 干燥 5h，减失的重量，玉蜀黍淀粉不得过 14.0%，木薯淀粉不得过 15.0%（附录Ⅷ L）。

灰分 取本品约 1g，置炽灼至恒重的坩埚中，精密称定，缓缓炽灼至完全炭化后，逐渐升高温度至 600 ~700℃，使完全灰化并恒重，遗留的灰分，玉蜀黍淀粉不得过 0.2%，木薯淀粉不得过 0.3%。

铁盐 取本品 0.50g，加稀盐酸 4ml 与水 16ml，振摇 5min，滤过，用少量水洗涤，合并滤液与洗液，加过硫酸铵 50mg，用水稀释成 35ml 后，依法检查（附录Ⅷ G），与标准铁溶液 1.0ml 制成的对照液比较，不得更深（0.002%）。

二氧化硫 取本品 20.0g，置具塞锥形瓶中，加水 200ml，充分振摇，滤过，取滤液 100ml，加淀粉指示液 2ml，用碘滴定液（0.005mol/L）滴定，并将滴定的结果用空白试验校正。消耗的碘滴定液（0.005mol/L）不得过 1.25ml（0.004%）。

氧化物质 取本品 4.0g，置具塞锥形瓶中，加水 50.0ml，密塞，振摇 5min，转入 50ml 具塞离心管中，离心至澄清，取上清液 30.0ml，置碘量瓶中，加冰醋酸 1ml 与碘化钾 1.0 g，密塞，摇匀，置暗处放置 30 分钟，加淀粉指示液 1ml，用硫代硫酸钠滴定液（0.002mol/L）滴定至蓝色消失，并将滴定的结果用空白试验校正。每 1ml 硫代硫酸钠滴定液（0.002mol/L）相当于 34μg 的氧化物质（以过氧化氢 H_2O_2 计），消耗的硫代硫酸钠滴定液（0.002mol/L）不得过 1.4ml（0.002%）。

微生物限度 取本品，依法检查（附录ⅪJ），每 1g 供试品中除细菌数不得过 1000 个，霉菌数不得过 100 个外，还不得检出大肠杆菌。

【类别】 药用辅料，赋形剂。

【贮藏】 密闭，在干燥处保存。

羟苯乙酯
Qiang Benyizhi
Ethylparaben

$C_9H_{10}O_3$　166.18

本品为 4 - 羟基苯甲酸乙酯。含 $C_9H_{10}O_3$ 不得少于 99.0%。

【性状】 本品为白色结晶性粉末；无臭或有轻微的特殊香气，味微苦、灼麻。本品在乙醇或乙醚中易溶，在三氯甲烷中略溶，在甘油中微溶，在水中几乎不溶。

熔点 本品的熔点（附录Ⅵ C）为 114 ~118℃。

【鉴别】 （1）取本品约 0.1g，加乙醇 2ml 使溶解，煮沸，加硝酸汞试液 0.5ml，放置后逐渐生成沉淀，上清液显红色。

（2）取本品，加乙醇制成每 1ml 中约含 5μg 的溶液，照紫外 - 可见分光光度法（附录Ⅳ A）测定，在 259nm 的波长处有最大吸收，吸收度约为 0.48。

（3）本品的红外光吸收图谱应与对照的图谱（光谱集850图）一致。

【检查】 酸度 取本品2.0g，加水50ml，加热至80℃，放冷，滤过；取滤液20ml，依法测定（附录Ⅵ H），pH值应为4.0～7.0。

氯化物 取酸度检查项下剩余的滤液5.0ml，依法检查（附录Ⅷ A），与标准氯化钠溶液7.0ml制成的对照液比较，不得更浓（0.035%）。

硫酸盐 取酸度检查项下剩余的滤液25ml，依法检查（附录Ⅷ B），与标准硫酸钾溶液2.4ml制成的对照液比较，不得更浓（0.024%）。

水杨酸 取本品0.10g，置纳氏比色管中，加乙醇1ml溶解后，加水使成50ml，立即加临用新制的稀硫酸铁铵溶液［取盐酸滴定液（1mol/L）1ml，加硫酸铁铵指示液2ml，再加水使成100ml］1ml，摇匀；30s内如显色，与对照液（精密称取水杨酸0.1g，置1000ml量瓶中，加水溶解后，加冰醋酸1ml，再加水稀释至刻度，摇匀，精密量取1.0ml，加乙醇1ml、水48ml与上述临用新制的稀硫酸铁铵溶液1ml）比较，不得更深（0.10%）。

炽灼残渣 不得过0.1%（附录Ⅷ N）。

【含量测定】 取本品约2g，精密称定，置锥形瓶中，精密加氢氧化钠滴定液（1mol/L）40ml，缓缓加热回流1h，放冷，加溴麝香草酚蓝指示液5滴，用硫酸滴定液（0.5mol/L）滴定；另取磷酸盐缓冲液（pH 6.5）40ml，加溴麝香草酚蓝指示液5滴，作为终点颜色的对照液；并将滴定的结果用空白试验校正。每1ml氢氧化钠滴定液（1mol/L）相当于166.2mg的$C_9H_{10}O_3$。

【类别】 药用辅料，防腐剂。

【贮藏】 密闭保存。

4. 资料四：实验安排

实训程序	实训内容	实训时间	实训形式	备 注
实训前准备	查找资料	1学时		
	仪器、试药试液准备			
实训过程	取样	1.5学时	4人一组 分工合作	根据计划，淀粉和羟苯乙酯的检验交替进行
	性状			
	鉴别			
	检查	4学时		
	含量测定	1学时		
实训总结	检验报告及相关资料书写	0.5学时		

二、实验准备

1. 试剂

	名称	规格	总耗量	领取人
药品试剂及耗材				

2. 仪器

	名称	型号	数量	准备情况
实验仪器				

3. 试液配制

根据：《中国药典》2010 年版一部附录 XV B

《中华人民共和国国家标准（GB - T 601 - 2002）》化学试剂标准滴定溶液的制备。

试液	配制方法	配制人

还有什么不明白的？寻找解决办法！

我的困难	解决途径

三、检验过程

（一）淀粉

1. 性状

取本品适量观察，本品应为白色粉末（图 3-3）；无臭。在冷水或乙醇中均不溶解。

2. 鉴别

（1）取本品约 1g，加水 15ml，煮沸，放冷，即成半透明类白色的凝胶状物，应符合规定。

（2）取本品约 0.1g，加水 20ml 混匀，加碘试液（图 3-4）数滴，即显蓝色或蓝黑色，加热后逐渐褪色，放冷，蓝色复现。应符合规定。

（3）取本品，用甘油醋酸试液装置在显微镜下观察。玉蜀黍淀粉均为单粒，呈多角形或类圆形，直径为 5~30μm；脐点中心性，呈圆点状或星状；层纹不明显。木薯淀粉多为单粒，圆形或椭圆形，直径为 5~35μm，旁边有一凹处；脐点中心性，呈圆点状或星

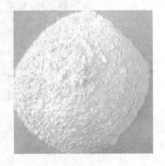

图 3-3 淀粉

状，层纹不明显。不得有其他品种的淀粉颗粒，应符合规定。

（4）取本品，在偏光显微镜（图3-5）下观察。玉蜀黍淀粉和木薯淀粉均呈现偏光十字，十字交叉位于颗粒脐点处。应符合规定。

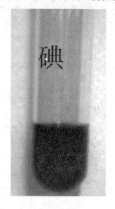

图3-4 碘

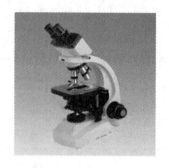

图3-5 偏光显微镜

知识链接

显微镜、偏光显微镜在鉴别淀粉中的应用

淀粉是以颗粒状态存在于胚乳细胞中，不同来源的淀粉其形状、大小各不相同，应用显微镜观察可以区别不同的淀粉或确定未知试样的种类。淀粉颗粒的形状大致可分为圆形、椭圆形和多角形3种（图1）。一般水分高，蛋白质含量少的植物淀粉颗粒较大，多呈圆形或椭圆形，如马铃薯淀粉；反之颗粒较小，呈多角形，如米淀粉。

在400~600倍显微镜下观察，可以看到有些淀粉表面有轮纹，与树木的年轮相似，马铃薯淀粉轮纹极明显。

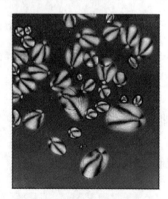

图1 显微镜下的淀粉

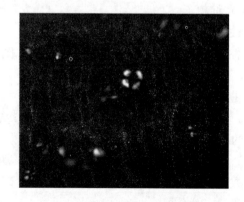

图2 偏光镜下的淀粉

但使用偏光显微镜，世界就不一样了，淀粉粒（图2）上会出现十字，这个十字有特殊的名字，称为马耳他十字（Maltese Cross），十字的交点就在淀粉粒的脐。这个马耳他十字可是有历史的。再放大一点，可以看见淀粉粒上的环纹，中心点就是脐的位置。

3. 检查

（1）酸度　取本品20.0g，加水100ml，振摇5min使混匀，立即依法测定，pH值为4.5～7.0，应符合规定。

（2）干燥失重　取本品，在105℃干燥5h，减失的重量，玉蜀黍淀粉不得过14.0%，木薯淀粉不得过15.0%，应符合规定。

（3）灰分　取本品约1g，置炽灼至恒重的坩埚中，精密称定，缓缓炽灼至完全炭化后，逐渐升高温度至600～700℃，使完全灰化并恒重，遗留的灰分，玉蜀黍淀粉不得过0.2%，木薯淀粉不得过0.3%，应符合规定。

知识链接

灰　分

在高温灼烧时，植物提取物发生一系列物理和化学变化，最后有机成分挥发逸散，而无机成分（主要是无机盐和氧化物）则残留下来，这些残留物称为灰分。它标示植物提取物中无机成分总量的一项指标。

我们通常所说的灰分是指总灰分（即粗灰分）包含以下三类灰分：

1. 水溶性灰分　可溶性的钾、钠、钙、镁等的氧化物和盐类的量；

2. 水不溶性灰分　污染的泥沙和铁、铝等氧化物及碱土金属的碱式磷酸盐；

3. 酸不溶性灰分　污染的泥沙和植物提取物中原来存在的微量氧化硅等物质。

4. 铁盐

取本品0.50g，加稀盐酸4ml与水16ml，振摇5分钟，滤过，用少量水洗涤，合并滤液与洗液，加过硫酸铵50mg，用水稀释成35ml后，依法检查，与标准铁溶液1.0ml制成的对照液比较，不得更深（0.002%），应符合规定。

5. 二氧化硫

取本品20.0g，置具塞锥形瓶中，加水200ml，充分振摇，滤过，取滤液100ml，加淀粉指示液2ml，用碘滴定液（0.005mol/L）滴定，并将滴定的结果用空白试验校正。消耗的碘滴定液（0.005mol/L）不得过1.25ml（0.004%），符合规定。

6. 氧化物质

取本品4.0g，置具塞锥形瓶中，加水50.0ml，密塞，振摇5分钟，转入50ml具塞离心管中，离心至澄清，取30.0ml上清液，置碘量瓶中，加冰醋酸1ml与碘化钾1.0g，密塞，摇匀，置暗处放置30分钟，加淀粉指示液1ml，用硫代硫酸钠滴定液（0.002mol/L）滴定至蓝色消失，并将滴定的结果用空白试验校正。每1ml硫代硫酸钠滴定液（0.002mol/L）相当于34μg的氧化物质（以过氧化氢计），消耗的硫代硫酸钠滴定液（0.002mol/L）不得过1.4ml（0.002%），应符合规定。

7. 微生物限度

取本品，依法检查，每1g供试品中除细菌数不得过1000个，霉菌数不得过100个外，还不得检出大肠杆菌，应符合规定。

（二）羟苯乙酯

1. 性状

（1）取本品适量观察，应为白色结晶性粉末

（2）熔点　为 114～118℃，应符合规定。

2. 鉴别

（1）取本品约 0.1g，加乙醇 2ml 溶解，煮沸，加硝酸汞试液 0.5ml，放置后逐渐生成沉淀，上清液显红色。

（2）取本品约 10mg，加乙醇定量稀释至 100ml，精密量取 5ml 加乙醇稀释至 100ml 制成每 1ml 中含 5μg 的溶液，照紫外可见分光光度法测定，在 259nm 的波长处有最大吸收，吸光度约为 0.48。

（3）本品的红外光吸收图谱应与对照的图谱一致。

3. 检查

（1）酸度　取本品 2.0g，加水 50ml，加热至 80℃，放冷，滤过，取滤液 20ml，依法测定，pH 值应为 4.0～7.0。（注：滤液勿倒，作以下检查项用！）

（2）氯化物　取酸度检查项下剩余的滤液 5.0ml，依法检查，与标准氯化钠溶液 7.0ml 制成的对照液比较，不得更浓（0.035%），应符合规定。

（3）硫酸盐　取酸度检查项下剩余的滤液 25ml，依法检查，与标准硫酸钾溶液 2.4ml 制成的对照液比较，不得更浓（0.024%）。

（4）水杨酸　取本品 0.10g，置纳氏比色管中，加乙醇 1ml 溶解后，加水使成 50ml，立即加新制的稀硫酸铁铵溶液〔取盐酸滴定液（1mol/l）〕1ml，加硫酸铁铵指示液 2ml 后，再加水使成 100ml〕1ml，摇匀；30 秒钟内如显色，与对照液（精密称取水杨酸 0.1g，置 1000ml 量瓶中，加水溶解后，加冰醋酸 1ml，再加水稀释至刻度，摇匀，精密量取 1ml，加乙醇 1ml、水 48ml 与上述新制的稀硫酸铁铵溶液 1ml，摇匀）比较，不得更深（0.10%）。

（5）炽灼残渣　按炽灼残渣检查法，不得过 0.1%，应符合规定。

4. 含量测定

（1）测定　取本品约 2g，精密称定，置锥形瓶中，精密加氢氧化钠滴定液（1mol/L）40ml，缓缓加热回流 1h，放冷，加溴麝香草酚蓝指示液 5 滴，用硫酸滴定液（0.5mol/L）滴定；另取磷酸盐缓冲液（pH 6.5）40ml，加溴麝香草酚蓝指示液 5 滴，作为终点颜色的对照液；并将滴定的结果用空白试验校正。每 1ml 氢氧化钠滴定液（1mol/L）相当于 166.2mg 的 $C_9H_{10}O_3$。

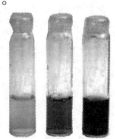

（2）结果计算

$$\frac{(V_{供} - V_{空}) \times M \times 0.1662 \times 100\%}{W_S}$$

$V_{供}$：消耗滴定液的体积，ml；

$V_{空}$：空白消耗滴定液的体积，ml；

M：滴定液的浓度，mol/L；

Ws：供试品重量，g。

（3）结果判断 含 $C_9H_{10}O_3$ 不得少于 99.0%，应符合规定。

四、结果分析及检验报告

按规定要求进行原始记录、数据处理并填写检验报告书（记录见附表）。

五、思考

（1）进行显微观察时，应注意什么？

（2）本实验中的检查项目在操作上与药品的杂质检查有区别吗？为什么？

（3）进行干燥失重检查时，需要做哪些准备工作？

（4）怎样在羟苯乙酯的含量测定中进行准确的终点判断？

实验六 包装材料分析

一、资料与分析

1. 资料一：了解药品包材（图 3-6）

药品包装是指直接接触药品的包装材料和容器，属于专用包装范畴，它具有包装的所有属性，并有其特殊性：

（1）能保护药品在贮藏、使用过程中不受环境的影响，保持药品原有属性；

（2）药品包装材料自身在贮藏、使用过程中性质应有一定的稳定性；

（3）药品包装材料在包裹药品时不能污染药品生产环境；

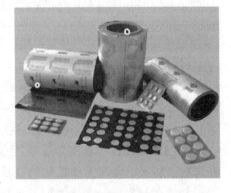

图 3-6 药品包材

（4）药品包装材料不得带有在使用过程中不能消除的对所包装药物有影响的物质；

（5）药品包装材料与所包装的药品不能发生化学、生物意义上的反应。

为了确认药品包装材料可被用于包裹药品，有必要对这些材料进行质量监控。

2. 资料二：参考质量标准——国家药品监督管理局直接接触药品的包装材料和容器标准

口服固体药用高密度聚乙烯瓶

本标准适用于以高密度聚乙烯（HDPE）为主要原料，采用注吹成型工艺生产的口服固体药用塑料瓶。

【外观】 取本品适量，在自然光线明亮处，正视目测。应具有均匀一致的色泽，不得有明显色差。瓶的表面应光洁、平整，不得有变形和明显的擦痕。不得有砂眼、油污、气泡。

瓶口应平整、光滑。

【鉴别】 ①红外光谱 取本品适量，敷于微热的溴化钾晶片上，照分光光度法（《中国药典》2010 年版二部附录ⅣC）测定，应与对照图谱基本一致。

②密度 取本品 2g，加水 100ml，回流 2h，放冷，80℃ 干燥 2h 后，精密称定（Wa）。再置适宜的溶剂（密度为 d）中，精密称定（Ws）。按公式计算：

$$\frac{Wa}{Wa - Ws} \times d$$

HDPE 的密度应为 0.935 ~ 0.965（g/cm^3）。

【密封性】 取本品适量，于每个瓶内装入适量玻璃球，旋紧瓶盖（带有螺旋盖的试瓶，用测力扳手将瓶与盖旋紧，扭力见表 3 – 1），置于带抽气装置的容器中，用水浸没，抽真空至真空度为 27kPa，维持 2 分钟，瓶内不得有进水或冒泡现象。

表 3 – 1 瓶与盖的扭力

盖直径（mm）	扭力（N·cm）
15 ~ 22	59 ~ 78
23 ~ 48	98 ~ 118
49 ~ 70	147 ~ 176

【振荡试验】 取本品适量，于每个瓶内装入酸性水为标示剂，旋紧瓶盖（带有螺旋盖的试瓶用测力扳手将瓶与盖旋紧，扭力见表 1）用溴酚蓝试纸（将滤纸浸入稀释 5 倍的溴酚蓝试液，浸透后取出干燥）紧包瓶的颈部，置振荡器（振荡器频率为每分钟 200 次 ±10 次）振荡 30 分钟后，溴酚蓝试纸不得变色。

【水蒸气渗透】 取本品适量，用绸布擦净每个试瓶，将瓶盖连续开、关 30 次后，在试瓶内加入干燥剂无水氯化钙（除去过 4 目筛的细粉，置 110℃ 干燥 1h）：20ml 或 20ml 以上的试瓶，加入干燥剂至距瓶口 13mm 处；小于 20ml 的试瓶，加入的干燥剂量为容积的 2/3，立即将盖盖紧。另取两个试瓶装入与干燥剂相等量的玻璃小球，作对照用。试瓶紧盖后分别称定重量，然后将试瓶置于相对湿度为 95% ±5%，温度为 25℃ ± 2℃ 的环境中，放置 72h，取出，室温放置 45min，分别称重。按下式计算水蒸气渗透量，不得过 100mg/（24h·L）。

$$水蒸汽渗透量（mg/24h·L）= \frac{1000}{3V} \left[(Tt - Ti) - (Ct - Ci) \right]$$

式中 V——试瓶的容积（ml）；

Ci——对照瓶试验前的平均重量（mg）；

Ti——试瓶试验前的重量；

Tt——试瓶试验后的重量；

Ct——对照瓶试验后的平均重量（mg）。

【炽灼残渣】 取本品 2.0g，依法检查（《中国药典》2010 年版二部附录ⅧN），不得过 0.1%。（含遮光剂的瓶炽灼残渣不得过 3.0%）。

【溶出物试验】 溶出物试液的制备 分别取本品内表面积 600cm² (分割成长 5cm, 宽 0.3cm 的小片) 3 份置具塞锥形瓶中, 加水适量, 振摇洗涤小片, 弃去水, 重复操作 2 次。在 30~40℃ 干燥后, 分别用水 (70℃±2℃)、65% 乙醇 (70℃±2℃)、正己烷 (58℃±2℃) 200ml 浸泡 24h 后, 取出放冷至室温, 用同批试验用溶剂补充至原体积作为浸出液, 以同批水、65% 乙醇、正己烷为空白液。

【易氧化物】 精密量取水浸液 20ml, 精密加入高锰酸钾滴定液 (0.002mol/L) 20ml 与稀硫酸 1ml, 煮沸 3min, 迅速冷却, 加入碘化钾 0.1g, 在暗处放置 5min, 用硫代硫酸钠滴定液 (0.01mol/L) 滴定, 滴定至近终点时, 加入淀粉指示液 0.25ml, 继续滴定至无色, 另取水空白液同法操作, 二者消耗滴定液之差不得过 1.5ml。

【重金属】 精密量取水浸液 20ml, 加醋酸盐缓冲液 (pH 3.5) 2ml, 依法检查 (《中国药典》2010 年版二部附录ⅧH 第一法), 含重金属不得过百万分之一。

【不挥发物】 分别取水、65% 乙醇、正己烷浸出液与空白液各 50ml 置于已恒重的蒸发皿中, 水浴蒸干, 105℃ 干燥 2h, 冷却后精密称定, 水不挥发物残渣与其空白液残渣之差不得过 12.0mg; 65% 乙醇不挥发物残渣与其空白液残渣之差不得过 50.0mg; 正己烷不挥发物残渣与其空白液残渣之差不得过 75.0mg。

【微生物限度】 取数个试瓶, 加入标示容量 1/3 量的氯化钠注射液, 将盖旋紧, 振摇 1 分钟, 取提取液照微生物限度法 (《中国药典》2000 年版二部附录ⅪJ) 测定。细菌数每瓶不得过 1000 个, 霉菌、酵母菌数每瓶不得过 100 个, 大肠杆菌每瓶不得检出。

【异常毒性】 将试瓶用水清洗干净后, 剪碎, 取 500cm² (以内表面积计), 加入氯化钠注射液 50ml, 110℃ 湿热灭菌 30min 后取出, 冷却后备用, 静脉注射, 依法测定 (《中国药典》2000 年版二部附录ⅪC), 应符合规定。

【贮藏】 固体瓶的内包装用符合药用要求的聚乙烯塑料袋密封, 保存于干燥、清洁处。

3. 资料三: 实验安排

实训程序	实训内容	实训时间	实训形式	备 注
实训前准备	查找资料	1.5 学时		
	仪器、试药试液准备		2 人一组 分工合作	根据实验室 情况安排
实训过程	取样	4 学时		
	检验			
实训总结	检验报告及相关资料书写	0.5 学时		

二、实验准备

1. 试剂

	名　称	规　格	总耗量	领取人
药品试剂及耗材				

2. 仪器

	名称	型号	数量	准备情况
实验仪器				

3. 试液配制

根据：《中国药典》2010 年版一部附录 XV B

《中华人民共和国国家标准（GB－T 601－2002）》化学试剂标准滴定溶液的制备

试　液	配制方法	配制人

还有什么不明白的？寻找解决办法！

我的困难	解决途径

三、检验过程

（一）外观

取本品适量，在自然光线明亮处，正视目测。应具有均匀一致的色泽，不得有明显色差。瓶的表面应光洁、平整，不得有变形和明显的擦痕。不得有砂眼、油污、气泡。瓶口应平整、光滑。

（二）鉴别

1. 红外光谱

取本品适量，敷于微热的溴化钾晶片上，照红外分光光度法测定，应与对照图谱基本一致。

2. 密度

取本品 2g，加水 100ml，回流 2h，放冷，80℃干燥 2h 后，精密称定（Wa）。再置适宜的溶剂（密度为 d）中，精密称定（Ws）。按公式计算：

$$\frac{Wa}{Wa - Ws} \times d$$

HDPE 的密度应为 0.935～0.965（g/cm³），应符合规定。

（三）密封性

取本品适量，于每个瓶内装入适量玻璃球，旋紧瓶盖（带有螺旋盖的试瓶，用测力扳手将瓶与盖旋紧，扭力见表 3－2），置于带抽气装置的容器中，用水浸没，抽真空至真空度为 27kPa，维持 2min，瓶内不得有进水或冒泡现象，应符合规定。

表 3－2　瓶与盖的扭力

盖直径（mm）	扭力（N·cm）
15～22	59～78
23～48	98～118
49～70	147～176

（四）振荡试验

取本品适量，于每个瓶内装入酸性水为标示剂，旋紧瓶盖（带有螺旋盖的试瓶用测力扳手将瓶与盖旋紧，扭力见表 3－2），用溴酚蓝试纸（将滤纸浸入稀释 5 倍的溴酚蓝试液，浸透后取出干燥）紧包瓶的颈部，置振荡器（振荡器频率为每分钟 200 次±10 次）振荡 30min 后，溴酚蓝试纸不得变色，应符合规定。

（五）水蒸气渗透

1. 测定

取本品适量，用绸布擦净每个试瓶，将瓶盖连续开、关30次后，在试瓶内加入干燥剂无水氯化钙（除去过4目筛的细粉，置110℃干燥1h）：20ml或20ml以上的试瓶，加入干燥剂至距瓶口13mm处；小于20ml的试瓶，加入的干燥剂量为容积的2/3，立即将盖盖紧。另取两个试瓶装入与干燥剂相等量的玻璃小球，作对照用。试瓶紧盖后分别称定重量，然后将试瓶置于相对湿度为95%±5%，温度为25℃±2℃的环境中，放置72h，取出，室温放置45min，分别称重。

2. 结果计算

$$水蒸汽渗透量（mg/24h \cdot l）=\frac{1000}{3V}\left[\left(T_t-T_i\right)-\left(C_t-C_i\right)\right]$$

式中　V——试瓶的容积（ml）；

$\quad$ C_i——对照瓶试验前的平均重量（mg）；

$\quad$ T_i——试瓶试验前的重量；

$\quad$ T_t——试瓶试验后的重量；

$\quad$ C_t——对照瓶试验后的平均重量（mg）。

3. 结果判断　水蒸气渗透量不得过100mg/24h·L，应符合规定。

（六）炽灼残渣

取本品2.0g，依法检查，不得过0.1%。（含遮光剂的瓶炽灼残渣不得过3.0%）。

▶ **知识拓展** 🐚

炽灼残渣检查法

1　简述

本法（《中国药典》2010年版二部附录ⅧN）中的"炽灼残渣"系指将药品（多为有机化合物）经加热灼烧至完全灰化，再加硫酸0.5~1.0ml并炽灼（700~800℃）至恒重后遗留的金属氧化物或其硫酸盐。

2　仪器与用具

2.1　高温炉。

2.2　坩埚　瓷坩埚、铂坩埚、石英坩埚。

2.3　坩埚钳　普通坩埚钳、尖端包有铂层的铂坩埚钳。

2.4　通风柜。

2.5　分析天平　感量0.1mg。

3　试药与试液

硫酸　分析纯。

4　操作方法

4.1　空坩埚恒重　取洁净坩埚置高温炉内，将坩埚盖斜盖于坩埚上，经加热至700~800℃炽灼约30~60min，停止加热，待高温炉温度冷却至约300℃，取出坩埚，置适宜的干燥器内，盖好坩埚盖，放冷至室温（一般约需60min），精密称定坩埚重量（准确至0.1mg）。再以同样条件重复操作，直至恒重，备用。

4.2 称取供试品 取供试品1.0～2.0g或各品种项下规定的重量，置已炽灼至恒重的坩埚内，精密称定。

4.3 炭化 将盛有供试品的坩埚置电炉上缓缓灼烧（应避免供试品受热骤然膨胀或燃烧而逸出），炽灼至供试品全部炭化呈黑色，并不再冒烟，放冷至室温（以上操作应在通风柜内进行）。

4.4 灰化 除另有规定外，滴加硫酸0.5～1ml，使炭化物全部湿润，继续在电炉上加热至硫酸蒸汽除尽，白烟完全消失（以上操作应在通风柜内进行）。将坩埚置高温炉内，坩埚盖斜盖于坩埚上，在700～800℃炽灼约60min，使供试品完全灰化。

4.5 恒重 按操作方法4.1自"停止加热，待高温炉"起，依法操作，直至恒重。

5 注意事项

5.1 炭化与灰化的前一段操作应在通风柜内进行。供试品放入高温炉前，务必完全炭化并除尽硫酸蒸气。必要时，高温炉应加装排气管道。

5.2 供试品的取用量，除另有规定外，一般为1.0～2.0g（炽灼残渣限度为0.1%～0.2%）。如有限度较高的品种，可调整供试品的取用量，使炽灼残渣的量为1～2mg。

5.3 坩埚应编码标记，盖子与坩埚应编码一致。从高温炉中取出时的温度、先后次序、在干燥器内的放冷时间以及称量顺序，均应前后一致；同一干燥器内同时放置的坩埚最好不超过4个，否则不易达到恒重。

5.4 坩埚放冷后干燥器内易形成负压，应小心开启干燥器，以免吹散坩埚内的轻质残渣。

5.5 炽灼残渣如需留作重金属检查，则供试品的取用量应为1.0g，炽灼温度必须控制在500～600℃。

5.6 如供试品中含有碱金属或氟元素时，可腐蚀瓷坩埚，应使用铂坩埚。在高温条件下夹取热铂坩埚时，宜用钳头包有铂箔的坩埚钳。

5.7 开关炉门时，应注意勿损坏高质耐火绝缘层。

6 记录与计算

6.1 记录 记录供试品的取用量、炽灼的温度、时间，坩埚及残渣的恒重数据、计算与结果等。

6.2 计算

$$炽灼残渣 = \frac{残渣及坩重量 - 空坩锅重量}{供试品重量} \times 100\%$$

7 结果与判定

计算结果按"有效数字和数值的修约及其运算"修约，使其与标准中规定限度的有效数位一致。其数值小于或等于限度值时，判为符合规定（当限度规定为≤0.1%，

而 实验结果符合规定时，报告数据应为"小于0.1%"或"为0.1%"），其数值大于限度值时，则判为不符合规定。

8 附注

炽灼至恒重，除另有规定外，系指在规定温度下连续两次炽灼后的重量差异在0.3mg以下，第二次炽灼时间不少于30min。

《中国药品检验标准操作规范》2010年版

（七）溶出物试验

溶出物试液的制备 分别取本品内表面积600cm²（分割成长5cm，宽0.3cm的小片）3份置具塞锥形瓶中，加水适量，振摇洗涤小片，弃去水，重复操作2次。在30～40℃干燥后，分别用水（70℃±2℃）、65%乙醇（70℃±2℃）、正己烷（58℃±2℃）200ml浸泡24h后，取山放冷至室温，用同批试验用溶剂补充至原体积作为浸出液，以同批水、65%乙醇、正己烷为空白液。

（八）易氧化物

精密量取水浸液20ml，精密加入高锰酸钾滴定液（0.002mol/L）20ml与稀硫酸1ml，煮沸3min，迅速冷却，加入碘化钾0.1g，在暗处放置5min，用硫代硫酸钠滴定液（0.01mol/L）滴定，滴定至近终点时，加入淀粉指示液0.25ml，继续滴定至无色，另取水空白液同法操作，二者消耗滴定液之差不得过1.5ml，应符合规定。

（九）重金属

精密量取水浸液20ml，加醋酸盐缓冲液（pH 3.5）2ml，依法检查，含重金属不得过百万分之一，应符合规定。

（十）不挥发物

分别取水、65%乙醇、正己烷浸出液与空白液各50ml置于已恒重的蒸发皿中，水浴蒸干，105℃干燥2h，冷却后精密称定，水不挥发物残渣与其空白液残渣之差不得过12.0mg；65%乙醇不挥发物残渣与其空白液残渣之差不得过50.0mg：正己烷不挥发物残渣与其空白液残渣之差不得过75.0mg，应符合规定。

（十一）微生物限度

取数个试瓶，加入标示容量1/3量的氯化钠注射液，将盖旋紧，振摇1min，取提取液照微生物限度法测定。细菌数每瓶不得过1000个，霉菌、酵母菌数每瓶不得过100个，大肠杆菌每瓶不得检出，应符合规定。

（十二）异常毒性

将试瓶用水清洗干净后，剪碎，取500cm²（以内表面积计），加入氯化钠注射液50ml，110℃湿热灭菌30min后取出，冷却后备用，静脉注射，依法测定，应符合规定。

四、结果分析及检验报告

按规定要求进行原始记录、数据处理并填写检验报告书（记录见附表）。

五、思考

（1）使用红外分光光度法进行鉴别时，如何判断，应注意什么？

（2）进行易氧化物检查时，为什么要在暗处放置 5 分钟？

（3）什么是恒重？怎样达到恒重？

（4）为什么要进行微生物限度和异常毒性检查？

实验七　纯化水的质量检验

一、资料与分析

1. 资料一：制药用水介绍

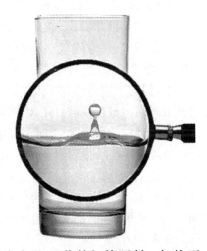

水是药物生产中用量最大、使用最广的一种原料，用于生产过程及药物制剂的制备。中国药典中所收载的制药用水，因其使用的范围不同而分为饮用水、纯化水、注射用水及灭菌注射用水。

制药用水的原水通常为饮用水，为天然水经净化处理所得的水，其质量必须符合中华人民共和国标准 GB 5749—85《生活饮用水卫生标准》。制药用水的制备从生产设计、材质选择、制备过程、贮存、分配和使用均应符合生产质量管理规范的要求。制水系统应经过验证，并建立日常监控、检测和报告制度，有完善的原始记录备查。贮缸和管道应采用适宜方法（紫外灯管照射、加热灭菌等）定期清洗和灭菌。

饮用水　饮用水可作为药材净制时的漂洗、制药用具的粗洗用水。除另有规定外，也可作为药材的提取溶剂。

纯化水　为饮用水经蒸馏法、离子交换法、反渗透法或其他适宜的方法制备的制药用水。不含任何附加剂，其质量应符合《中国药典》2010 年版二部纯化水项下的规定。纯化水可作为配制普通药物制剂用的溶剂或试验用水；可作为中药注射剂、滴眼剂等灭菌制剂所用药材的提取溶剂；口服、外用制剂配制用溶剂或稀释剂；非灭菌制剂用器具的精洗用水。也用作非灭菌制剂所用药材的提取溶剂。纯化水不得用于注射剂的配制与稀释剂。

注射用水　为纯化水经蒸馏所得的水，应符合细菌内毒素试验要求。其质量应符合《中国药典》2010 年版二部注射用水项下的规定。注射用水可作为配制注射剂的溶剂或稀释剂及注射用容器的精洗。必要时亦可作为滴眼剂配制的溶剂。

灭菌注射用水　为注射用水按照注射剂生产工艺制备所得。主要用于注射用灭菌粉末的溶剂或注射剂的稀释剂。其质量符合灭菌注射用水项下的规定。

2. 资料二：参考质量标准——《中国药典》（2010 年版）

纯化水

Chun hua shui

Purified Water

H_2O 18.02

本品为饮用水经蒸馏法、离子交换法、反渗透法或其他适宜的方法制得的制药用水，不含任何添加剂。

【性状】　本品为无色的澄清液体；无臭，无味。

【检查】　酸碱度　取本品 10ml，加甲基红指示液 2 滴，不得显红色；另取 10ml，加溴麝香草酚蓝指示液 5 滴，不得显蓝色。

硝酸盐　取本品 5ml 置试管中，于冰浴中冷却，加 10% 氯化钾溶液 0.4ml 与 0.1% 二苯胺硫酸溶液 0.1ml，摇匀，缓缓滴加硫酸 5ml，摇匀，将试管于 50℃ 水浴中放置 15 分钟，溶液产生的蓝色与标准硝酸盐溶液〔取硝酸钾 0.163g，加水溶解并稀释至 100ml，摇匀，精密量取 1ml，加水稀释成 100ml，再精密量取 10ml，加水稀释成 100ml，摇匀，即得（每 1ml 相当于 $1\mu g$ NO_3）0.3ml，加无硝酸盐的水 4.7ml，用同一方法处理后的颜色比较，不得更深（0.000 006%）。

亚硝酸盐　取本品 10ml，置纳氏管中，加对氨基苯磺酰胺的稀盐酸溶液（1→100）1ml 与盐酸萘乙二胺溶液（0.1→100）1ml，产生的粉红色，与标准亚硝酸盐溶液〔取亚硝酸钠 0.750g（按干燥品计算），加水溶解，稀释至 100ml，摇匀，精密量取 1ml，加水稀释成 100ml，摇匀，再精密量取 1ml，加水稀释成 50ml，摇匀，即得（每 1ml 相当于 NO_2）0.2ml，加无亚硝酸盐的水 9.8ml，用同一方法处理后的颜色比较，不得更深（0.000 002%）。

氨　取本品 50ml，加碱性碘化汞钾试液 2ml，放置 15min；如显色，与氯化铵溶液（取氯化铵 31.5mg，加无氨水适量使溶解并稀释成 1000ml）1.5ml，加无氨水 48ml 与碱性碘化汞钾试液 2ml 制成的对照液比较，不得更深（0.000 03%）。

电导率　应符合规定（附录Ⅷ S）。

总有机碳　不得过 0.50mg/L（附录Ⅷ R）

易氧化物　取本品 100ml，加稀硫酸 10ml，煮沸后，加高锰酸钾滴定液（0.02mol/L）0.10ml，再煮沸 10min，粉红色不得完全消失。

以上总有机碳和易氧化物两项可选做一项。

不挥发物　取本品 100ml，置 105℃ 恒重的蒸发皿中，在水浴上蒸干，并在 105℃ 干燥至恒重，遗留残渣不得过 1mg。

重金属　取本品 100ml，加水 19ml，蒸发至 20ml，放冷，加醋酸盐缓冲液（pH 3.5）2ml 与水适量使成 25ml，加硫代乙酰胺试液 2ml，摇匀，放置 2min，与标准铅溶液 1.0ml 加水 19ml 用同一方法处理后的颜色比较，不得更深（0.000 01%）。

微生物限度　取本品，采用薄膜过滤法处理后，依法检查（附录 ⅪJ），细菌、霉菌和酵母菌总数每 1ml 不得过 100 个。

【类别】　溶剂、稀释剂。

【贮藏】密闭保存。

3. 资料三：实验安排

实训程序	实训内容	实训时间	实训形式	备注
实训前准备	查找资料	1.5 学时	2 人一组 分工合作	交替 进行
	仪器、试药试液准备			
实训过程	取样	4 学时		
	性状			
	检查			
实训总结	检验报告及相关资料书写	0.5 学时		

二、实验准备

1. 试剂

	名　称	规　格	总耗量	领取人
药品试剂及耗材				

2. 仪器

	名称	型号	数量	准备情况
实验仪器				

3. 试液配制

根据：《中国药典》2010 年版一部附录 XV B

《中华人民共和国国家标准（GB – T 601 – 2002）》化学试剂标准滴定溶液的制备

试　液	配制方法	配制人

还有什么不明白的？寻找解决办法！

我的困难	解决途径

三、检验过程

（一）性状

取本品适量观察，应为无色的澄明液体；无臭，无味，应符合规定。

（二）检查

1. 酸碱度

取试管二支，分别加入本品 10ml，一管加甲基红指示液 2 滴，不显红色；另管加溴麝香草酚蓝指示液 5 滴，不显蓝色，应符合规定。

2. 硝酸盐

供试品管：取本品 5ml 置试管中，于冰浴中冷却，加 10% 氯化钾溶液 0.4ml 与 0.1% 二苯胺硫酸溶液 0.1ml，摇匀，缓缓滴加硫酸 5ml，摇匀，将试管于 50℃ 水浴中放置 15min，溶液产生蓝色。

对照管：取标准硝酸盐溶液 0.3ml 置试管中，加无硝酸盐的水 4.7ml，同法处理，所显的颜色。供试品管所显颜色不得更深（0.000 006%），应符合规定。

3. 亚硝酸盐

（1）供试品管：取本品 10ml，置纳氏比色管中，加对氨基苯磺酰胺的稀盐酸溶液（1→100）1ml 及盐酸萘乙二胺溶液（0.1→100）1ml，产生粉红色。

（2）对照管：取标准亚硝酸盐溶液 0.2ml，加无亚硝酸盐的水 9.8ml，同法处理。二管同置白纸上自上向下透视，供试品管与对照管比较不得深于对照管，应符合规定。

知识链接

硝酸盐检查主要注意

（1）试管干燥

（2）加完二苯胺后要充分震荡，防止其挂壁过多，也可稍微过量少许

（3）硫酸要用新开封的，不然长时间放置会吸收空气中的水分影响结果。实验中加入新开封的之后没有颜色，50℃水浴后才出颜色；而用开封很久的就会立刻出现颜色，而且很深。

（4）加硫酸时试管在冷水浴中，加入要缓慢，大约是1.5ml/min。

4. 氨

取本品50ml，加碱性碘化汞钾试液2ml，放置15min；观察是否显色。如不显色，符合规定。如显色，与氯化铵溶液（取氯化铵31.5mg，加无氨水适量使溶解并稀释1000ml）1.5ml，加无氨水48ml与碱性碘化汞钾试液2ml制成的对照液比较，不得更深（0.00 003%），应符合规定。

知识链接

无氨水

取纯化水1000ml，加稀硫酸1ml与高锰酸钾试液1ml，蒸馏，即得。

【检查】 取本品50ml，加碱性碘化汞钾试液1ml，不得显色。

无硝酸盐与无亚硝酸盐的水

取无氨水或去离子水，即得。

【检查】 取本品，照纯化水项下硝酸盐与亚硝酸盐检查，不得显色。

《中国药典》2010年版 二部附录

5. 电导率

取本品适量，按仪器规定方法测定，记录电导率值，应符合规定。

6. 总有机碳

取本品适量，使用总有机碳分析仪测定，不得过0.50mg/L，应符合规定。

知识链接

药典新增项目

2010年版《中国药典》对纯化水、注射用水和灭菌注射用水的检验项目作了修订。特别值得关注的是新增了电导率和总有机碳两个检查项目。

电导率和总有机碳的指标在一定意义上说明的是对水污染的监控。当水中含有无

机酸、碱、盐或有机带电胶体时，电导率就增加。检查制药用水的电导率可在一定程度上控制水中电解质总量。而各种有机污染物，微生物及细菌内毒素经过催化氧化后变成二氧化碳，进而改变水的电导，电导的数据又转换成总有机碳的量。如果总有机碳控制在一个较低的水平上，意味着水中有机物、微生物及细菌内毒素的污染处于较好的受控状态。

6. 易氧化物

取本品 100ml，加稀硫酸 10ml，煮沸后，加高锰酸钾滴定（0.02mol/L）0.10ml 再煮沸 10min，粉红色不得完全消失，应符合。

7. 不挥发物

取本品 100ml，置已恒重的蒸发皿中，在水浴上蒸干，并在 105℃干燥至恒重。

知识链接

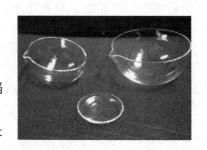

注意事项

（1）最好使用玻璃蒸发皿；

（2）首先蒸发皿下面放一层保鲜膜，确保水浴锅中的水不沾到蒸发皿上

（3）在干燥器中降温的时间一定要固定，时间长短都会影响称量数据

8. 重金属

供试品管：取本品 100ml，加水 19ml，蒸发至 20ml，放冷，置纳氏比色管中，加醋酸盐缓冲液（pH 3.5）2ml，水适量至 25ml，加硫代乙酰胺试液 2ml，摇匀放置 2min。

对照管：另取标准铅溶液 1.0ml，置纳氏比色管中，加水 19ml，加醋酸盐缓冲液（pH 3.5）2ml，水适量至 25ml，加硫代乙酰胺试液 2ml，摇匀，放置 2min。

检查法：二管同置白纸上自上向下透视，供试品管中所显的颜色与对照管比较，不得深于对照管。

9. 微生物限度

取本品，采用薄膜过滤法处理后，依法检查，细菌、霉菌和酵母菌总数每 1ml 不得过 100 个。

四、结果分析及检验报告

按规定要求进行原始记录、数据处理并填写检验报告书（记录见附表）。

五、思考

1. 纳氏比色管的使用中，应注意什么？

2. 无氨水应该如何制备？如果检查中不使用无氨水会产生什么影响？

3. 进行电导率检测有何意义？

4. 如何才能在不挥发物的检查中，让蒸发皿恒重？

5. 如何设计本次检验的检验报告书？

第四章

成 品 检 验

实验八　阿司匹林的质量检验

一、资料与分析

1. 资料一：了解原料药

原料药 API（Active Pharmaceutical Ingredient）在 ICH Q7A 中的完善定义：旨在用于药品制造中的任何一种物质或物质的混合物，而且在用于制药时，成为药品的一种活性成分。此种物质在疾病的诊断，治疗，症状缓解，处理或疾病的预防中有药理活性或其他直接作用，或者能影响机体的功能或结构。用于生产各类制剂的原料药物，是制剂中的有效成份，多由化学合成、植物提取或者生物技术所制备的各种用来作为药用的粉末、结晶、浸膏等，但病人无法直接服用的物质。

原料药中，有机合成药的品种、产量及产值所占比例最大，是化学制药工业的主要支柱。原料药质量好坏决定制剂质量的好坏，因此其质量标准要求很严，世界各国对于其广泛应用的原料药都制订了严格的国家药典标准和质量控制方法。

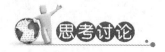

质量检验的基本程序和内容是什么？

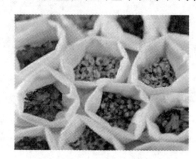

2. 资料二：参考质量标准——《中国药典》（2010 年版）

阿司匹林

Asipilin

Aspirin

$$C_9H_8O_4 \quad 180.16$$

本品为 2 -（乙酰氧基）苯甲酸。含 $C_9H_8O_4$ 不得少于 99.5%。

【性状】 本品为白色结晶或结晶性粉末；无臭或微带醋酸臭，味微酸；遇湿气即缓缓水解。

本品在乙醇中易溶，在三氯甲烷或乙醚中溶解，在水或无水乙醚中微溶；

在氢氧化钠溶液或碳酸钠溶液中溶解，但同时分解。

【鉴别】 ①取本品约 0.1g，加水 10ml，煮沸，放冷，加三氯化铁试液 1 滴，即显紫堇色。②本品的红外光吸收图谱应与对照的图谱（光谱集 209 图）一致。

【检查】溶液的澄清度 取本品 0.50g，加温热至约 45℃的碳酸钠试液 10ml 溶解后，溶液应澄清。

游离水杨酸 照高效液相色谱法（附录 Ⅴ D）测定。

色谱条件与系统适用性试验 用十八烷基硅烷键合硅胶为填充剂；以乙腈－四氢呋喃－冰醋酸－水（20:5:5:70）为流动相；检测波长为 303nm。理论板数按水杨酸峰计算不低于 5000，阿司匹林主峰与水杨酸主峰分离度应符合要求。

供试品溶液的制备 取本品约 100mg，精密称定，置 10ml 量瓶中，加 1% 冰醋酸甲醇溶液适量，振摇使溶解，并稀释至刻度，摇匀，即得（临用前新配）。

对照品溶液的制备 取水杨酸对照品约 10mg，精密称定，置 100ml 量瓶中，加 1% 冰醋酸甲醇溶液适量使溶解，并稀释至刻度，摇匀；精密量取 5ml，置 50ml 量瓶中，用 1% 冰醋酸甲醇溶液稀释至刻度，摇匀，即得。

测定法 立即精密量取供试品溶液、对照品溶液各 10μl，分别注入液相色谱仪，记录色谱图。供试品溶液色谱图中如显水杨酸色谱峰，按外标法以峰面积计算供试品中水杨酸含量，含水杨酸不得过 0.1%。

易炭化物 取本品 0.5g，依法检查（附录 Ⅷ K），与对照液（取比色用氯化钴液 0.25ml、比色用重铬酸钾液 0.25ml、比色用硫酸铜液 0.40ml，加水使成 5ml）比较，不得更深。

炽灼残渣 不得过 0.1%（附录 Ⅷ N）。

重金属 取本品 1.0g，加乙醇 23ml 溶解后，加醋酸盐缓冲液（pH 3.5）2ml，依法检查（附录 Ⅷ H 第一法），含重金属不得过百万分之十。

有关物质 照高效液相色谱法（附录 Ⅴ D）测定。

色谱条件与系统适用性试验 用十八烷基硅烷键合硅胶为填充剂，以乙腈－四氢呋喃-冰醋酸-水（20：5：5：70）为流动相 A，乙腈为流动相 B，按表 4-1 进行线性梯度洗脱；检测波长为 276nm。阿司匹林峰的保留时间约为 8min，理论板数按阿司匹林峰计算不低于 5000，阿司匹林峰与水杨酸峰分离度应符合要求。

表 4-1　线性梯度选脱

时间（分钟）	流动相 A（%）	流动相 B（%）
0.0	100	0
60.0	20	80

测定法　取本品约 0.1g，精密称定，置 10ml 量瓶中，加 1% 冰醋酸甲醇溶液适量，振摇使溶解，并稀释至刻度，摇匀，即得供试品溶液；精密量取供试品溶液 1ml，置 200ml 量瓶中，用 1% 冰醋酸甲醇溶液稀释至刻度，摇匀，即得对照溶液；精密量取对照溶液 10ml，置 100ml 量瓶中，用 1% 冰醋酸甲醇溶液稀释至刻度，摇匀，即得灵敏度试验溶液。分别精密量取供试品溶液、对照溶液、灵敏度试验溶液及水杨酸检查项下的水杨酸对照品溶液各 10μl，注入液相色谱仪，记录色谱图。供试品溶液色谱图中如显杂质峰，除小于灵敏度试验溶液中阿司匹林主峰面积的单个杂质峰、溶剂峰及水杨酸峰不计外，其余各杂质峰面积的和不得大于对照溶液主峰峰面积（0.5%）。

干燥失重　取本品，置五氧化二磷干燥器中减压干燥至恒重，减失重量不得过 0.5%（附录Ⅷ L）。

【含量测定】　取本品约 0.4g，精密称定，加中性乙醇（对酚酞指示液显中性）20ml 溶解后，加酚酞指示液 3 滴，用氢氧化钠滴定液（0.1mol/L）滴定。每 1ml 氢氧化钠滴定液（0.1mol/L）相当于 18.02mg 的 $C_9H_8O_4$。

【类别】　解热镇痛非甾体抗炎药，抗血小板聚集药。

【贮藏】　密封，在干燥处保存。

【制剂】　①阿司匹林片；②阿司匹林肠溶片；③阿司匹林肠溶胶囊；④阿司匹林泡腾片；⑤阿司匹林栓

3. 资料三：实验安排

实训程序	实训内容	实训时间	实训形式	备注
实训前准备	查找资料	1.5 学时		
	仪器、试药试液准备			
实训过程	取样	4 学时	2 人一组分工合作	根据情况，组间合作
	性状			
	鉴别			
	检查	2 学时		
	含量测定	2 学时		
实训总结	检验报告及相关资料书写	0.5 学时		

二、实验准备

1. 试剂

	名称	规格	总耗量	领取人
药品试剂及耗材				

2. 仪器

	名称	型号	数量	准备情况
实验仪器				

3. 试液配制

根据:《中国药典》2010 年版二部附录 XV B

《中华人民共和国国家标准(GB – T 601 – 2002)》化学试剂标准滴定溶液的制备

试液	配制方法	配制人

还有什么不明白的？寻找解决办法！

我的困难	解决途径

三、检验过程

（一）外观性状

本品为白色结晶或结晶性粉末；无臭或微带醋酸臭，味微酸；遇湿气即缓缓水解。

（二）鉴别

（1）取本品约 0.1g，加水 10ml，煮沸，放冷，加三氯化铁试液 1 滴，即显紫堇色。应符合规定。

（2）红外光谱法　取本品，按红外分光光度法（《中国药典》2010 年版附录 IV C）测定本品的红外光吸收图谱（图 4 - 1），并与《药品红外光谱集》209 号图谱对比，应符合规定。

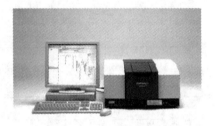

图 4 - 1　红外光谱仪

知识拓展

红外分光光度法

1. 简述

化合物受红外辐射照射后，使分子的振动和转动运动由较低能级向较高能级跃迁，从而导致对特定频率红外辐射的选择性吸收，形成特征性很强的红外吸收光谱，红外光谱又称振转光谱。

红外光谱是鉴别物质和分析物质化学结构的有效手段，已被广泛应用于物质的定性鉴别、物相分析和定量测定，并用于研究分子间和分子内部的相互作用。

2. 红外分光光度计的检定

所用仪器应根据中华人民共和国国家计量检定规程"JJG681 - 90 色散型红外分光光度计"和中国药典附录规定，并参考仪器说明书，对仪器定期进行校正检定。目前国家尚未颁布付里叶变换红外光谱仪的计量检定规程，但这类仪器可参照色散型红外分光光度计的有关检定规程和有关药典规定进行检定。

3. 红外光谱测定操作方法

红外光谱测定技术分两类。一类是指检测方法，如透射、衰减全反射、漫反射、光声及红外发射等；另一类是指制样技术。在药物分析中，通常测定的都是透射光谱，采用的制样技术主要有压片法、糊法、膜法、溶液法、衰减全反射和气体吸收池法等。

3.1 压片法 取供试品约 1~1.5mg，置玛瑙研钵中，加入干燥的溴化钾或氯化钾细粉约 200~300mg（与供试品的比约为 200：1）作为分散剂，充分研磨混匀，置于直径为 13mm 的压片模具中，使铺展均匀，抽真空约 2min，加压至（1.8×10^6）kPa（约 8~10T/cm²），保持压力 2min，撤去压力并放气后取出制成的供试片，目视检测，片子应呈透明状，其中样品分布应均匀，并无明显的颗粒状样品。亦可采用其他直径的压模制片，样品与分散剂的用量需相应调整以制得浓度合适的片子。

4. 供试品的测定

4.1 原料药的鉴别采用固体制样技术时，最常碰到的问题是多晶型现象，固体样品的晶型不同，其红外光谱往往也会产生差异。当供试品的实测光谱与《药品红外光谱集》所收载的对照图谱不一致时，在排除各种可能影响光谱的外在或人为因素后，应按该药品光谱图中备注的方法或各品种项下规定的方法进行预处理，再绘制光谱，进行比对。如未规定该品种供药用的晶型或预处理方法，则可使用对照品，并采用适当的溶剂对供试品与对照品在相同的条件下同时进行重结晶，然后依法绘制光谱，进行比对。如已规定特定的药用晶型，则应采用相应晶型的对照品依法进行比对。

当采用固体制样技术不能满足鉴别需要时，可改用溶液法绘制光谱后比对。

5. 测量操作注意事项

5.1 环境条件红外实验室的室温应控制在 15~30℃，相对湿度应小于 65%，适当通风换气，以避免积聚过量的二氧化碳和有机溶剂蒸气。

5.2 背景补偿或空白校正记录供试品光谱时，双光束仪器的参比光路中应置相应的空白对照物（空白盐片、溶剂或糊剂等）；单光束仪器（常见的傅里叶变换红外仪）应先进行空白背景扫描，扫描供试品后扣除背景吸收，即得供试品光谱。

5.3 采用压片法时，以溴化钾最常用。若供试品为盐酸盐，可比较氯化钾压片和溴化钾压片法的光谱，若二者没有区别，则使用溴化钾。

所使用的溴化钾或氯化钾在中红区应无明显的干扰吸收；应预先研细，过 200 目筛，并在 120℃干燥 4h 后分装并在干燥器中保存备用。若发现结块，则须重新干燥。

5.4 供试品研磨应适度，通常以粒度 2~5μm 为宜。供试品过度研磨有时会导致晶格结构的破坏或晶型的转化。粒度不够细则易引起光散射能量损失，使整个光谱基线倾斜，甚至严重变形。该现象在 4000~2000cm⁻¹ 高频端最为明显。压片法及糊法中最易发生这种现象。

5.5 压片法制成的片厚在 0.5mm 左右时，常可在光谱上观察到干涉条纹，对供试品光谱产生干扰。一般可将片厚调节至 0.5mm 以下即可减弱或避免。也可用金相砂纸将片稍微打毛以去除干扰。

5.6 测定样品时的扫描速度应与波长校正的条件一致（快速扫描将使波长滞后。制成图谱的最强吸收峰透光率应在 10% 以下，图谱的质量应符合《药品红外光谱集》的要求。

5.7 使用预先印制标尺记录纸的色散型仪器，在制图时应注意记录笔在纸上纵横坐标的位置与仪器示值是否相符，以避免因图纸对准不良而引起的误差。

5.8 压片模具及液体吸收池等红外附件，使用完后应及时擦拭干净，必要时清洗，保存在干燥器中，以免锈蚀。

5.9 关于样品的纯度提取后活性成分的纯度在90%～95%的范围内就能基本满足制剂红外鉴别的要求。

6. 结果判定

红外光谱在药品分析中，主要用于定性鉴别和物相分析。定性鉴别时，主要着眼于供试品光谱与对照光谱全谱谱形的比较，即首先是谱带的有与无，然后是各谱带的相对强弱。若供试品的光谱图与对照光谱图一致，通常可判定两化合物为同一物质（只有少数例外，如有些光学异构体或大分子同系物等）。若两光谱图不同，则可判定两化合物不同。但下此结论时，须考虑供试品是否存在多晶现象，纯度如何，以及其他外界因素的干扰。

《中国药品检验标准操作规范》2010 年版

（三）检查

1. 溶液的澄清度

取本品0.495～0.505g，按标准中规定的方法检查，应符合规定。

2. 游离水杨酸（按照高效液相色谱法测定）

（1）回顾：高效液相色谱仪（图4-2）操作过程及注意要点。

（2）色谱条件与系统适用性试验

①色谱柱：十八烷基硅烷键合硅胶填充柱。

②流动相：乙腈-四氢呋喃-冰醋酸-水（20∶5∶5∶70）。

③检测波长：303nm。

④理论塔板数：按水杨酸峰计算不低于5000，阿司匹林主峰与水杨酸主峰分离度应符合要求。

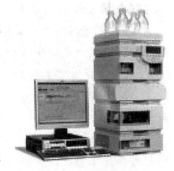

图4-2 高效液相色谱仪

⑤分离度：阿司匹林主峰与水杨酸主峰分离度应符合要求。

（3）测定法

①供试品溶液的制备 取本品约100mg，精密称定，置10ml量瓶中，加1%冰醋酸甲醇溶液适量，振摇使溶解，并稀释至刻度，摇匀，即得（临用前新配）。在注入色谱柱前，一般应经适宜的0.45μm的滤膜过滤。

②对照品溶液的制备 取水杨酸对照约10mg，精密称定，置100ml量瓶中，加1%冰醋酸甲醇溶液适量使溶解，并稀释至刻度，摇匀；精密量取5ml，置50ml量瓶中，用1%冰醋酸甲醇溶液稀释至刻度，摇匀，即得。在注入色谱柱前，一般应经适宜的0.45μm的滤膜过滤。

精密量取供试品溶液、对照品溶液各10μl，分别注入液相色谱仪，记录色谱图。

（4）结果判定 供试品溶液色谱图中如显水杨酸色谱峰，按外标法以峰面积计算供试品中水杨酸含量，含水杨酸不得过0.1%。

知识拓展

特殊杂质

特殊杂质是指在药物制备和贮存过程中，由于药物性质不稳定而产生的降解产物，或合成过程中产生的副产物等。药物中含有特殊杂质可能会降低疗效和影响稳定性，有的甚至对人体健康有害或产生其他副作用。因此，特殊杂质检查是确保用药安全、有效，保证药物质量的一个重要方面。

特殊杂质的检查主要是根据药物和特殊杂质在理化性质上的差异来进行。如根据旋光性质的差异采用旋光分析法；根据对光吸收性质的差异采用分光光度法；而最常用的是根据吸附或分配性质的差异进行的色谱法，因为其专属性好，灵敏度高。

高效液相色谱法——外标法测定供试品中杂质含量

按各品种项下的规定，精密称（量）取对照品和供试品，配制成溶液。分别精密取一定量，注入仪器，记录色谱图，测量对照品溶液和供试品溶液中待测成分的峰面积（或峰高），按下式计算含量：

$$含量（C_x） = C_r \times \frac{A_x}{A_r}$$

式中，A_x 为供试品峰面积或峰高；C_x 为供试品的浓度；A_r 为对照物质的峰面积或峰高；C_r 为对照物质的浓度。

由于微量注射器不易精确控制进样量，当采用外标法测定供试品中成分或杂质含量时，以定量环或自动进样器进样为好。

3. 易炭化物

取本品 0.495～0.505g，按附录中规定的方法检查，应符合规定。

4. 炽灼残渣

取本品适量，依法检查，应符合规定。

5. 重金属

取本品 1.0～1.05g，按标准中规定方法检查，应符合规定。

6. 有关物质（按照高效液相色谱法测定）

（1）色谱条件与系统适用性试验

①色谱柱：十八烷基硅烷键合硅胶填充柱。

②流动相：乙腈 - 四氢呋喃 - 冰醋酸 - 水（20∶5∶5∶70）为流动相 A，乙腈为流动相 B 进行梯度洗脱（见表 4-1）。

③检测波长：276nm。

④保留时间：阿司匹林的保留时间约为 8min。

⑤理论塔板数：按水杨酸峰计算不低于 5000，阿司匹林主峰与水杨酸主峰分离度应符合要求。

⑥分离度：阿司匹林主峰与水杨酸主峰分离度应符合要求。

（2）测定法

①供试品溶液的制备　取本品约0.1g，精密称定，置10ml量瓶中，加1%冰醋酸甲醇溶液适量，振摇使溶解，并稀释至刻度，摇匀。在注入色谱柱前，一般应经适宜的0.45μm的滤膜过滤。

②对照品溶液的制备　精密量取供试品溶液1ml，置200ml量瓶中，用1%冰醋酸甲醇溶液稀释至刻度，摇匀。在注入色谱柱前，一般应经适宜的0.45μm的滤膜过滤。

精密量取对照溶液10ml，置100ml量瓶中，用1%冰醋酸甲醇溶液稀释至刻度，摇匀，即得灵敏度试验溶液。分别精密量取供试品溶液、对照溶液、灵敏度试验溶液及水杨酸检查项下的水杨酸对照品溶液各10μl，注入液相色谱仪，记录色谱图。

（3）结果判断　供试品溶液色谱图中如显杂质峰，除小于灵敏度试验溶液中阿司匹林主峰面积的单个杂质峰、溶剂峰及水杨酸峰不计外，其余各杂质峰面积的和不得大于对照溶液主峰峰面积（0.5%）。

知识拓展

高效液相色谱法测定有关物质——不加校正因子的主成分自身对照法

有关物质是指在药物制备和贮存过程中，根据药物性质和合成方法可能产生的杂质，多指有机杂质，也包括残留溶剂和手性化合物中无特殊毒性的对映体。药物中含有杂质会降低疗效和影响稳定性，有的甚至对人体健康有害或产生其他副作用。因此，检测有关物质、控制纯度是确保用药安全、有效，保证药物质量的一个重要方面。有关物质的检查主要是根据药物和杂质在理化性质上的差异来进行。通常有关物质检查多采用高效液相色谱法。

测定杂质含量时，若没有杂质对照品，也可采用不加校正因子的主成分自身对照法。按各品种项下规定的杂质限度，将供试品溶液稀释成与杂质限度相当的溶液作为对照溶液，进样，调节检测灵敏度（以噪声水平可接受为限）或进样量（以柱子不过载为限），使对照溶液的主成分色谱峰的峰高约达满量程的10%～25%或其峰面积能准确积分［通常含量低于0.5%的杂质，峰面积的相对标准偏差（RSD）应小于10%；含量在0.5%～2%的杂质，峰面积的RSD应小于5%；含量大于2%的杂质，峰面积的应小于2%］。然后，取供试品溶液和对照溶液适量，分别进样，前者的记录时间，除另有规定外，应为主成分色谱峰保留时间的2倍，测量供试品溶液色谱图上各杂质的峰面积并与对照溶液主成分的峰面积比较，计算杂质含量。

7. 干燥失重

取本品适量，按附录中规定的方法检查，应符合规定。

（四）含量测定

1. 测定法

取本品约0.36～0.44g，精密称定，加中性乙醇（对酚酞指示液显中性）20ml溶解后，加酚酞指示液 3 滴，用氢氧化钠滴定液（0.1mol/L）滴定。每 1ml 氢氧化钠滴定液（0.1mol/L）相当于 18.02mg 的 $C_9H_8O_4$。

2. 结果计算

$$含量\% = \frac{V \cdot T \cdot F}{W}$$

3. 结果判断

本品含 $C_9H_8O_4$ 不得少于 99.5%，应符合规定。

知识链接

1. 容量分析法将一种已知准确浓度的试剂溶液（滴定液），滴加到被测物质的溶液中，或者是将被测物质的溶液滴加到标准溶液中，直到所加的试剂与被测物质按化学计量定量反应为止，然后根据试剂溶液的浓度和用量，计算被测物质的含量。

2. 滴定度（T）是每 1ml 某摩尔浓度的滴定液所相当的被测药物的重量。中国药典用毫克（mg）表示。

3. 校正因子（F）　在实际工作中，所配制的滴定液的摩尔浓度与药典中规定的摩尔浓度不一定恰好符合，此时就不能直接应用药典上所给出的滴定度（T），需乘以滴定液浓度校正因数（F）即可换算成实际的滴定度（T′），即 T′＝T×F，其中 F＝滴定液实际浓度/滴定液规定浓度。

4. 含量测定需平行测定 3 份样品，3 次平行结果相对偏差不得超过 0.2%，取其算术平均值为测定结果。

四、结果分析及检验报告

按规定要求进行原始记录、数据处理并填写检验报告书（记录见附表）。

五、思考

1. 红外光谱法常用的鉴别方法有哪些？有何优点？

2. 什么是特殊杂质？检查目的是什么？

3. 质量标准中"取本品约 0.1g"和"取本品 0.1g"有何不同？它们的取样量分别是多少？

4. 含量测定用的溶剂为什么要用无水乙醇？

实验九　磺胺嘧啶的质量检验

一、资料与分析

1. 资料一：参考质量标准——《中国药典》(2010年版)

磺胺嘧啶

Huang'an Miding

Sulfadiazine

$$C_{10}H_{10}N_4O_2S \quad 250.28$$

本品为 N-2-嘧啶基-4-氨基苯磺酰胺。含 $C_{10}H_{10}N_4O_2S$ 不得少于 99.0%。

【**性状**】　本品为白色或类白色的结晶或粉末；无臭，无味；遇光色渐变暗。

本品在乙醇或丙酮中微溶，在水中几乎不溶；在氢氧化钠试液或氨试液中易溶，在稀盐酸中溶解。

【**鉴别**】　(1) 取本品约 0.1g，加水与 0.4% 氢氧化钠溶液各 3ml，振摇使溶解，滤过，取滤液，加硫酸铜试液 1 滴，即生成黄绿色沉淀，放置后变为紫色。

(2) 本品的红外光吸收图谱应与对照的图谱 (光谱集 570 图) 一致。

(3) 本品显芳香第一胺类的鉴别反应 (附录Ⅲ)。

【**检查**】**酸度**　取本品 2.0g，加水 100ml，置水浴中振摇加热 10min，立即放冷，滤过；分取滤液 25ml，加酚酞指示液 2 滴与氢氧化钠滴定液 (0.1mol/L) 0.20ml，应显粉红色。

碱性溶液的澄清度与颜色　取本品 2.0g，加氢氧化钠试液 10ml 溶解后，加水至 25ml，溶液应澄清无色；如显色，与黄色 3 号标准比色液 (附录Ⅸ A 第一法) 比较，不得更深。

氯化物　取上述酸度项下剩余的滤液 25ml，依法检查 (附录Ⅷ A)，与标准氯化钠溶液 5.0ml 制成的对照液比较，不得更浓 (0.01%)。

炽灼残渣　不得过 0.1% (附录Ⅷ N)。

重金属　取本品 1.0g，依法检查 (附录Ⅷ H 第三法)，含重金属不得过百万分之十。

干燥失重　取本品，在 105℃ 干燥至恒重，减失重量不得过 0.5%。(附录Ⅷ L)

【**含量测定**】　取本品约 0.5g，精密称定，照永停滴定法 (附录Ⅶ A)，用亚硝酸钠滴定液 (0.1mol/L) 滴定。每 1ml 亚硝酸钠滴定液 (0.1mol/L) 相当于 25.03mg 的 $C_{10}H_{10}N_4O_2S$。

【**类别**】　磺胺类抗菌药。

【**贮藏**】　遮光，密封保存。

【制剂】 ①磺胺嘧啶片；②磺胺嘧啶软膏；③磺胺嘧啶眼膏；④磺胺嘧啶混悬液；⑤复方磺胺嘧啶片。

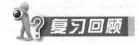

氯化物、重金属、炽灼残渣和干燥失重等杂质检查项目的检查方法和操作要点。

2. 资料二：实验安排

实训程序	实训内容	实训时间	实训形式	备注
实训前准备	查找资料	1.5 学时		
	仪器、试药试液准备			
实训过程	取样	2 学时	2 人一组分工合作	
	性状			
	鉴别			根据情况，组间合作
	检查	2 学时		
	含量测定	2 学时		
实训总结	检验报告及相关资料书写	0.5 学时		

二、实验准备

1. 试剂

	名称	规格	总耗量	领取人
药品、试剂及耗材				

2. 仪器

	名称	型号	数量	准备情况
实验仪器				

3. 试液配制

根据：《中国药典》2010 年版二部附录 XV B

《中华人民共和国国家标准（GB - T 601 - 2002）》化学试剂标准滴定溶液的制备

试液	配制方法	配制人

还有什么不明白的？寻找解决办法！

我的困难	解决途径

三、检验过程

（一）外观性状

取一定量的供试品，置白色纸上用肉眼仔细观察其颜色、晶型等。本品为白色或类白色的结晶或粉末，应符合规定。

（二）鉴别

（1）取本品，按标准中规定的方法鉴别，应符合规定。

（2）红外光谱法　取本品，按红外分光光度法（《中国药典》2010年版附录ⅣC）测定本品的红外光吸收图谱，并与《药品红外光谱集》570号图谱对比，应符合规定。

（3）取供试品约50mg，加稀盐酸1ml，必要时缓缓煮沸使溶解，放冷，加0.1mol/L亚硝酸钠溶液数滴，生成橙红色沉淀。

（三）检查

1. 酸度

取本品1.95~2.05g，按标准中规定的方法检查，应符合规定。

2. 碱性溶液的澄清度与颜色

取本品1.95~2.05g，按标准中规定的方法检查，应符合规定。

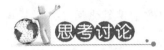 思考讨论

黄色3号标准比色液如何配制？

3. 氯化物

取上述酸度项下剩余的滤液25ml，按附录中规定的方法检查，应符合规定。

4. 炽灼残渣

取本品适量，按附录中规定的方法检查，应符合规定。

5. 重金属

取本品0.95~1.05g，按附录中规定的方法测定检查，应符合规定。

6. 干燥失重

取本品适量，按附录中规定的方法检查，应符合规定。

（四）含量测定

1. 测定法

（1）取本品0.45~0.55g，精密称定，置烧杯中，加水40ml与盐酸溶液（1→2）15ml，而后置电磁搅拌器上，搅拌使溶解。

（2）再加溴化钾2g，插入铂-铂电极后，将滴定管尖端插入液面下约2/3处，用亚硝酸钠滴定液（0.1mol/L）迅速滴定。

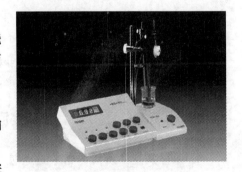

图4-2　■停滴定法示意图

（3）边滴边搅拌，至近终点时，将滴定管尖端提出液面，用少量水淋洗尖端，洗液并入溶液中，继续缓缓滴定，至电流计指针突然偏转，不再回复，即为终点（图4-2）。

（4）及时记录原始数据。平行测定 3 份。

2. 结果计算

$$含量\% = \frac{V \cdot T \cdot F}{W}$$

3. 结果判断

本品含 $C_9H_8O_4$ 不得少于 99.0%，应符合规定。

知识链接

亚硝酸钠滴定法

利用亚硝酸钠在盐酸存在下可与具有芳伯氨基的化合物发生重氮化反应，定量生成重氮盐，根据滴定时消耗亚硝酸钠的量可计算药物的含量。

具游离芳伯氨基的药物可用本法直接测定。具潜在芳伯氨基的药物，如具芳酰胺基药物（对乙酰氨基酚等）经水解、芳香族硝基化合物（如无味氯霉素）经还原，也可用本法测定。

知识拓展

亚硝酸钠滴定液使用操作规范

本滴定液应照《中国药典》2010 年版二部附录 XVF 所载方法及本操作规范 1~7 中（见本书"滴定液的配制与标定"实训单元中补充内容）有关要求进行配制、标定和贮藏。其他有关注释及注意事项如下。

1. 配制中加入无水碳酸钠作为稳定剂。实验证明：0.7% 亚硝酸钠溶液的 pH 值约为 6，呈弱酸性，导致亚硝酸钠的水解而不稳定，贮存后的浓度将随时间有明显的下降；如在每 1000ml 溶液中添加无水碳酸钠 0.10g，pH 值可保持在 10 左右，而使滴定液的浓度趋于稳定。

2. 采用永停法指示终点，因此供试液宜在 150~200ml 的烧杯中进行滴定；滴定前应在试样中加入溴化钾 2g，以促进重氮化反应的速率；所用铂-铂电极也应于事前活化。

3. 为防止 HNO_2 的分解与逸失，滴定须在 30℃ 以下进行，并将滴定管尖端插入液面下约 2/3 处。常用滴定管尖端的长度不够，因此可在滴定管的下端用乳胶管连接一滴管进行滴定。灌装滴定液时，必须注意将乳胶管与滴管内的气泡排空，以免影响读数。

4. 滴定至近终点时，滴定速度要慢，要缓缓逐滴加入，并继续搅拌，直至达到终点。

永停滴定法注意事项

1. 永停滴定法所用的铂-铂电极，有时可用电导仪的双白金电极，但若电极玻璃和铀烧结得不好，当用硝酸处理电极时，微量硝酸存留在铂片和玻璃空隙间不易洗出，以至电极刚插入就出现在极化状态，使用时必须注意。

2. 电极的清洁状态是滴定成功与否的关键，污染的电极在滴定时指示迟纯，终点时电流变化小，此时应重新处理电极。处理方法：可将电极插入 10ml 浓硝酸和 1 滴 3 氯化铁的溶液内，或洗液内浸泡数分钟取出后用水冲洗干净。

3. 永停滴定在滴定过程中有时原点会逐渐漂移，也就是说随着滴定的进行，流过电流计的电流会逐渐增大，但这种原点漂移是渐进的，而测定终点是突跃的，因此不会影响终点判断，一般在终点前 1 滴突跃可达满量程的一半以上。

4. 滴定时是否已临近终点，可由指针的回零速度得到启示，若回零速度越来越慢，就表示已接近终点。

5. 由于重氮化反应速度较慢，因此在滴定时尽量按规定要求滴定。特别当接近终点时，每次滴加的滴定液体积应适当小一些。

6. 催化剂、温度、搅拌速度对测定结果均有影响，测定时均应按照规定进行。

《中国药品检验标准操作规范》2010 年版

四、结果分析及检验报告

按规定要求进行原始记录、数据处理并填写检验报告书（记录见附表）。

五、思考

1. 什么是芳香第一胺类的鉴别反应？如何鉴别？简述其原理。

2. 什么是重金属？请根据标准铅溶液的浓度、样品量及限度要求计算本实训中标准铅溶液的取用量。

3. 磺胺嘧啶含量测定中规定用永停法指示终点，与外指示剂法和内指示剂法比较，该法的优点是什么？

4. 含量测定中规定"取本品约 0.5g，精密称定……"，实际如何操作？

实验十　头孢氨苄的质量检验

一、资料与分析

1. 资料一：参考质量标准——《中国药典》（2010 年版）

头孢氨苄

Toubao'anbian

Cefalexin

$C_{16}H_{17}N_3O_4S \cdot H_2O$　365.41

本品为（6R，7R）－3－甲基－7－［（R）－2－氨基－2－苯乙酰氨基］－8－氧代－5－硫杂－1－氮杂双环［4.2.0］辛－2－烯－2－甲酸一水合物。按无水物计算，含 $C_{16}H_{17}N_3O_4S$ 不得少于 95.0%。

【性状】 本品为白色至微黄色结晶性粉末；微臭。

本品在水中微溶，在乙醇、三氯甲烷或乙醚中不溶。

比旋度 取本品，精密称定，加水溶解并定量稀释成每 1ml 中含 5mg 的溶液，依法测定（附录Ⅵ E），比旋度为 +149°至 +158°。

吸收系数 取本品，精密称定，加水溶解并定量稀释成每 1ml 中约含 20μg 的溶液，照紫外－可见分光光度法（附录Ⅳ A），在 262nm 的波长处测定吸光度，吸收系数（$E_{1cm}^{1\%}$）为 220～245。

【鉴别】（1）在含量测定项下记录的色谱图中，供试品溶液主峰保留时间应与对照品溶液主峰保留时间一致。

（2）本品的红外光吸收图谱应与对照的图谱（光谱集 1090 图）一致。

【检查】 酸度 取本品 50mg，加水 10ml 溶解后，依法测定（附录Ⅵ H），pH 值应为 3.5～5.5。

有关物质 精密称取本品适量，加流动相 A 溶解并稀释制成每 1ml 中含 1.0mg 的溶液，作为供试品溶液，精密量取 1ml，置 100ml 量瓶中，用流动相 A 稀释至刻度，摇匀，作为对照溶液；取 7－氨基去乙酰氧基头孢烷酸对照品和 α－苯甘氨酸对照品各约 10mg，精密称定，置同一 100ml 量瓶中，先加 pH 7.0 磷酸盐缓冲液约 20ml 超声使溶解，再加流动相 A 稀释至刻度，摇匀。精密量取 2.0ml，置 20ml 量瓶中，用流动相 A 稀释至刻度，摇匀，作为杂质对照品溶液。照高效液相色谱法（附录Ⅴ D）测定，用十八烷基硅键合硅胶为填充剂；流动相 A 为 pH 5.0 磷酸盐缓冲液（取 0.2mol/L 磷酸二氢钠溶液一定量，用氢氧化钠试液调节 pH 值至 5.0），流动相 B 为甲醇，流速为每分钟 1.0ml，线性梯度洗脱；检测波长为 220nm，取杂质对照品溶液 20μl，注入液相色谱仪，记录色谱图，7－氨基去乙酰氧基头孢烷酸峰与 α－苯甘氨酸峰的分离度应符合要求。取对照溶液 20μl，注入液相色谱仪，调节检测灵敏度，使主成分色谱峰的峰高约为满量程的 20%～25%。精密量取供试品溶液、对照溶液及杂质对照品溶液各 20μl，分别注入液相色谱仪，记录色谱图至供试品溶液主峰保留时间的 2 倍。供试品溶液色谱图中如有杂质峰，含 7－氨基去乙酰氧基头孢烷酸峰与 α－苯甘氨酸峰按外标以峰面积计算，均不得过 1.0%；除 7－氨基去乙酰氧基头孢烷酸峰与 α－苯甘氨酸峰外，其他单个杂质的峰面积不得大于对照溶液主峰面积的 1.5 倍（1.5%），其他各杂质峰面积的和不得大于对照溶液主峰面积的 2.5 倍（2.5%）。（供试品溶液中任何小于对照溶液主峰面积 0.05 倍的峰可忽略不计）

时间（分钟）	流动相 A（%）	流动相 B（%）
0	98	2
1	98	2
20	70	30
23	98	2
30	98	2

水分 取本品，照水分测定法（附录ⅧM第一法A）测定，含水分应为4.0%~8.0%。

炽灼残渣 不得过0.2%（附录ⅧN）。

【含量测定】 照高效液相色谱法（附录ⅤD）测定。

色谱条件与系统适用性试验 用十八烷基硅烷键合硅胶为填充剂；以水－甲醇－3.86%醋酸钠溶液－4%醋酸溶液（742∶240∶15∶3）为流动相；检测波长为254nm；理论板数按头孢氨苄峰计算不低于1500。

测定法 取本品约50mg，精密称定，置50ml量瓶中，加流动相溶解并稀释至刻度，摇匀，精密量取10ml，置50ml量瓶中，用流动相稀释至刻度，摇匀，取10μl注入液相色谱仪，记录色谱图；另取头孢氨苄对照品适量，同法测定。按外标法以峰面积计算供试品中$C_{16}H_{17}N_3O_4S$的含量。

【类别】 β－内酰胺类抗生素，头孢菌素类。

【贮藏】 遮光，密封，在凉暗处保存。

【制剂】 ①头孢氨苄干混悬剂；②头孢氨苄片；③头孢氨苄胶囊；④头孢氨苄颗粒。

复习回顾

什么是有关物质？高效液相色谱法检查有关物质的常用方法有哪些？

2. 资料二：实验安排

实训程序	实训内容	实训时间	实训形式	备注
实训前准备	查找资料	1.5学时	2人一组 分工合作	根据情况， 组间合作
	仪器、试药试液准备			
实训过程	取样	2学时		
	性状			
	鉴别			
	检查	2学时		
	含量测定	4学时		
实训总结	检验报告及相关资料书写	0.5学时		

二、实验准备

1. 试剂

	名称	规格	总耗量	领取人
药品、试剂及耗材				

2. 仪器

	名称	型号	数量	准备情况
实验仪器				

3. 试液配制

根据：《中国药典》2010 年版二部附录 XV B

《中华人民共和国国家标准（GB – T 601 – 2002）》化学试剂标准滴定溶液的制备

试液	配制方法	配制人

还有什么不明白的？寻找解决办法！

我的困难	解决途径

三、检验过程

(一) 外观性状

取一定量供试品,置白色纸上用肉眼仔细观察其颜色、晶型等。本品应为白色或微黄色结晶性粉末;微臭,应符合规定。

比旋度取本品 0.5g,精密称定,置 100ml 容量瓶中,加水溶解并稀释至刻度。(20±0.5)℃,以钠光灯作光源(通常以 D 表示),测定溶液的旋光度,旋光度读数应重复 3 次,取其平均值,按下式计算供试品的比旋度,应符合规定。

$$[\alpha]_D^t = \frac{100 \times \alpha}{l \times c}$$

式中　$[\alpha]_D^t$──比旋度 (D 为钠光谱的 D 线,t 为测定时温度);

　　　　l──旋光管的长度,dm;

　　　　α──测得的旋光度;

　　　　c──每 100ml 溶液中含被测物质的重量 (按干燥品或无水物计算),g。

知识拓展

旋光度测定法

比旋度的测定　按各品种项下的规定进行操作。除另有规定外,供试液的测定温度应为 20℃±0.5℃,使用波长 589.3nm 的钠 D 线,(汞的 404.7nm 和 546.1nm 也有使用)。纯液体样品测定时以干燥的空白测定管校正仪器零点,溶液样品则用空白溶剂校正仪器零点。供试液与空白溶剂用同一测定管,每次测定应保持测定管方向、位置不变。旋光度读数应重复 3 次,取其平均值,按规定公式计算结果。以干燥品 (药品标准中检查干燥失重) 或无水物 (药品标准中检查水分) 计算。

注意事项　1. 通电开机之前应取出仪器样品室内的物品,各示数开关应置于规定位置。先用交流供电使钠光灯预热启辉,启辉后光源稳定约 20min 后再进行测定,读数时应转换至直流供电。不读数时间如果较长,可置于交流供电,以延长钠光灯的寿命。连续使用时,仪器不宜经常开关。有的仪器测定波长可调,除钠光灯外,还装有其他光源,如卤素灯、汞灯、氙灯、钨灯等,可按操作说明书进行操作。

2. 温度对物质的旋光度有一定影响,测定时应注意环境温度,必要时,应对供试液进行恒温处理后再进行测定 (如使用带恒温循环水夹层的测定管)。

3. 测定应使用规定的溶剂,使主药溶解完全。如辅料致使供试液不澄清,应滤清后再用;加入测定管时,应先用供试液冲洗数次;如有气泡,应使其浮于测定管凸颈处;旋紧测试管螺帽时,用力不要过大;两端的玻璃窗应用滤纸与镜头纸擦拭干净。

4. 测定管不可置干燥箱中加热干燥,因为玻璃管与两端的金属螺帽的线膨胀系数不同,加热易造成损坏,用后可晾干或用乙醇等有机溶剂处理后晾干。注意,使用酸碱溶剂或有机溶剂后,必须立刻洗涤晾干,以免造成金属腐蚀或使螺帽内的橡胶垫圈老化、变黏。仪器不用时,样品室内可放置硅胶以保持干燥。

5. 按规定或根据读数精度配制浓度适当的供试品溶液，通常使读数误差小于 ±1.0%。

如供试品溶解度小，可以使用 2dm 的长测定管，以提高旋光度，减小测定误差。供试液配制后应及时测定，对于已知易发生消旋或变旋的供试品，应注意严格操作与测定时间。

结果的判定 旋光法多用于比旋度测定，《中国药典》规定的比旋度多有上下限度或最低限度，可根据上述计算公式得出供试品的比旋度，判断样品是否合格。测定含量时，取 2 份供试品测定读数结果其极差应在 0.02° 以内，否则应重做。

《中国药品检验标准操作规范》2010 年版

吸收系数 取本品 40mg，精密称定，置 100ml 容量瓶中，加水溶解并稀释至刻度。精密量取 5ml，置 100ml 容量瓶中，再加水稀释至刻度，摇匀，照紫外 - 可见分光光度法（附录ⅣA），在 262nm 的波长处测定吸光度，按下式计算吸收系数。

$$E_{1cm}^{1\%} = \frac{A}{cL}$$

取供试品 2 份，平行操作，每份结果对平均值的偏差应在 ±0.5% 以内，以平均值作为供试品的吸收系数（$E_{1cm}^{1\%}$），应符合规定。

（二）鉴别

1. 高效液相色谱法

按本实训"含量测定"项下进行，应符合规定。

2. 红外光谱法

取本品，按红外分光光度法（《中华人民共和国药典》2010 年版二部附录Ⅳ。

（三）检查

1. 酸度

取本品 0.0495 ~ 0.0505g，加水 10ml 溶解后，依法测定（附录Ⅵ H），应符合规定。

知识拓展

pH 值测定法

测定方法

1. 由于各酸度计的精度与操作方法有所不同，应严格按各仪器说明书与注意事项进行操作，并遵从下列规范。

2. 测定之前，按各品种项下的规定，选择两种标准缓冲液（pH 值相差约 3 个单位），使供试液的 pH 值处于二者之间。

3. 开机通电预热数分钟，调节零点与温度补偿（有的可能不需调零），选择与供试液 pH 值较接近的标准缓冲液进行校正（定位），使仪器读数与标示 pH 值一致；再用另一种标准缓冲液进行核对，误差应不大于 ±0.02PH 单位。如大于此偏差，则应仔细检查电极，如已损坏，应更换；否则，应调节斜率，使仪器读数与第二种标准缓冲液的标示 pH 值相符合。重复上述定位与核对操作，直至不需调节仪器，读数与两标准缓冲液的标示 pH 值相差不大于 0.02pH 单位。

4. 按规定取样或制备样品，置小烧杯中，用供试液淋洗电极数次，将电极浸入供试液中，轻摇供试液平衡稳定后，进行读数。对弱缓冲液（如水）的测定要特别注意，先用邻苯二甲酸氢钾标准缓冲液校正仪器后，更换供试液进行测定，并重新取供试液再测，直至pH值的读数在1min内改变不超过±0.05单位为止；然后再用硼砂标准缓冲液校正仪器，再如上法测定；二次pH值的读数相差应不超过0.1，取二次pH读数的平均值为其pH值。

5. 当pH值不需很精确时，可使用pH试纸或指示剂进行粗略比较。

注意事项

1. 配制标准缓冲液与供试液用水，应是新沸放冷除去二氧化碳的蒸馏水或纯化水（pH 5.5～7.0），并应尽快使用，以免二氧化碳重新溶入，造成测定误差。

2. 标准缓冲液最好新鲜配制，在抗化学腐蚀、密闭的容器中一般可保存2～3个月，如发现有混浊、发霉或沉淀等现象，不能继续使用。

3. 供试液的pH值大于9时，应选用适宜的无钠误差的玻璃电极进行测定。有些电极反应速度较慢，尤其测定某些弱电解质（如水）时，必须将供试液轻摇均匀，平衡稳定后再进行读数。

4. 新玻璃电极应在水中浸泡24小时后再用，以稳定其不对称电位，降低电阻，平时浸泡在水中，下次使用时可以很快平衡使用。玻璃电极球泡中的缓冲液不应有气泡，应与内参比电极接触。在电极架上应高于甘汞电极，以免触及容器。甘汞电极中应充满饱和氯化钾溶液，不得有气泡隔断溶液，盐桥中应保持有少量氯化钾晶体，但不可结块堵塞陶瓷渗出孔。

5. 玻璃电极的球膜极易破损，切勿触及硬物。有时破损后从外观辨别不出来，可用放大镜仔细观察，或用不同的缓冲液核对其电极响应。有时虽未破损，但玻璃球膜内的溶液发生混浊，电极响应值不符合要求，即不可再用。

6. 每次更换标准缓冲液或供试液之前，均应用水或该溶液充分淋洗电极，然后用滤纸吸干，再将电极浸入该溶液进行测定。

——《中国药品检验标准操作规范》2010年版

2. 有关物质　照高效液相色谱法（附录ⅤD）测定

（1）回顾：高效液相色谱仪操作过程及注意要点

（2）色谱条件与系统适用性试验

色谱柱： 十八烷基硅烷键合硅胶填充柱

流动相： 流动相A为pH 5.0磷酸盐缓冲液（取0.2mol/L磷酸二氢钠溶液一定量，用氢氧化钠试液调节pH值至5.0），流动相B为甲醇，流速为每分钟1.0ml，线性梯度洗脱

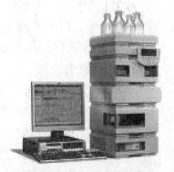

时间（分钟）	流动相A（%）	流动相B（%）
0	98	2
1	98	2
20	70	30
23	98	2
30	98	2

检测波长：220nm

分离度：取杂质对照品溶液20μl，7－氨基去乙酰氧基头孢烷酸峰与α－苯甘氨酸峰的分离度应符合要求

检测灵敏度：取对照溶液20μl，调节检测灵敏度，使主成分色谱峰的峰高约为满量程的20%～25%

（3）测定法

流动相的制备：取水21份，加0.01mol/L醋酸钠溶液（用冰醋酸调节pH 5.0）55份，加甲醇24份，摇匀。配制好的流动相应经适宜的0.45μm的滤膜滤过，用前脱气。

供试品溶液的制备　精密称取本品约50mg，置50ml容量瓶中，加流动相A溶解并稀释制成每1ml中含1.0mg的溶液，摇匀。供试品溶液在注入色谱柱前，一般应经适宜的0.45μm的滤膜过滤。

对照溶液的制备精密量取供试品溶液1ml，置100ml量瓶中，用流动相A稀释至刻度，摇匀。在注入色谱柱前，一般应经适宜的0.45μm的滤膜过滤。

杂质对照品溶液的制备取7－氨基去乙酰氧基头孢烷酸对照品和α－苯甘氨酸对照品各约10mg，精密称定，置同一100ml量瓶中，先加pH 7.0磷酸盐缓冲液约20ml超声使溶解，再加流动相A稀释至刻度，摇匀。精密量取2.0ml，置20ml量瓶中，用流动相A稀释至刻度，摇匀。在注入色谱柱前，一般应经适宜的0.45μm的滤膜过滤。

精密量取供试品溶液、对照溶液及杂质对照品溶液各20μl，分别注入液相色谱仪，记录色谱图至供试品溶液主峰保留时间的2倍。

（4）结果判定　供试品溶液色谱图中如有杂质峰，含7－氨基去乙酰氧基头孢烷酸峰与α－苯甘氨酸峰按外标以峰面积计算，均不得过1.0%；除7－氨基去乙酰氧基头孢烷酸峰与α－苯甘氨酸峰外，其他单个杂质的峰面积不得大于对照溶液主峰面积的1.5倍（1.5%），其他各杂质峰面积的和不得大于对照溶液主峰面积的2.5倍（2.5%）（供试品溶液中任何小于对照溶液主峰面积0.05倍的峰可忽略不计）。

3. 水分——费休氏法

（1）费休氏试液的标定　用注射器精密称取纯化水10～30mg，用水分测定仪直接标定。标定应取3份以上，3次连续标定结果应在±1%以内，以平均值作为费休氏试液的强度。

（2）供试品的测定　精密称取供试品适量（约消耗费休氏试液1～5ml），除另有规定外，溶剂为无水甲醇，用水分测定仪直接测定。

（3）结果判断　平行测定3份，取其算术平均值为测定结果，应符合规定。

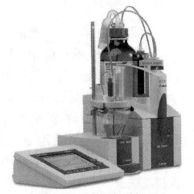

图4-3　液相色谱仪

4. 炽灼残渣　取本品适量，依法检查（附录Ⅷ N），应符合规定。

（四）含量测定

1. 色谱条件与系统适用性试验

色谱柱：十八烷基硅烷键合硅胶填充柱

流动相：水 – 甲醇 – 3.86% 醋酸钠溶液 – 4% 醋酸溶液（742：240：15：3）

检测波长：254nm

理论塔板数：按头孢氨苄峰计算不低于1500

2. 测定法

流动相的制备：取水742份，加甲醇240份，加3.86%醋酸钠溶液15份，加4%醋酸溶液3份，摇匀。制备好的流动相应经适宜的0.45μm的滤膜滤过，用前脱气。

供试品溶液的制备：取本品45～55mg，精密称定，置50ml容量瓶中，加流动相溶解并稀释至刻度，摇匀，精密量取10ml，置50ml容量瓶中，用流动相稀释至刻度，摇匀。供试品溶液在注入色谱柱前，一般应经适宜的0.45μm的滤膜滤过。

对照品溶液的制备：取头孢氨苄对照品45～55mg，精密称定，置50ml容量瓶中，加流动相溶解并稀释至刻度，摇匀，精密量取10ml，置50ml容量瓶中，用流动相稀释至刻度，摇匀。对照品溶液在注入色谱柱前，一般应经适宜的0.45um的滤膜滤过。

分别取供试品溶液和对照品溶液各10μl注入液相色谱仪，记录色谱图。

3. 结果计算 按外标法以峰面积计算供试品中 $C_{16}H_{17}N_3O_4S$ 的含量。

$$含量（C_x）= C_r \times \frac{A_x}{A_r}$$

式中，A_x 为供试品峰面积或峰高；

G_x 为供试品的浓度；

A_r 为对照物质的峰面积或峰高；

C_r 为对照物质的浓度。

4. 结果判断

本品含 $C_{16}H_{17}N_3O_4S$ 不得少于95.0%，应符合规定。

知识链接

高效液相色谱法

流动相的制备与保存 用高纯度的试剂配制流动相，必要时照紫外 – 可见分光光度法进行溶剂检查，应符合要求，水应为新鲜制备的高纯水，可用超纯水器制得或用重蒸馏水。凡规定pH值的流动相，应使用精密pH计进行调节，除另有规定外，偏差一般不超过±0.2pH单位。配制好的流动相应通过适宜的0.45μm（或0.22μm）滤膜滤过，以除去杂质微粒。

色谱柱的使用与保存 色谱柱在使用过程中，应避免压力和温度的急剧变化及任何机械震动。温度的突然变化或者机械震动都会影响柱内固定相的填充状况；柱压的突然升高或降低也会冲动柱内填料，因此在调节流动相流速时应该缓慢进行。

试验结束后，可按色谱柱的使用说明书，对色谱柱进行冲洗和保存。

一般来讲，对于反相色谱柱，如使用缓冲液或含盐溶液作为流动相，在试验结束后，应用10倍柱体积（如150mm柱长，约15ml）的低浓度的甲醇/乙腈 – 水溶液

（10%～20%）冲洗，使色谱柱内的盐完全溶解洗脱出，再用较高浓度的甲醇/乙腈－水溶液（50%）冲洗，最后用高浓度的甲醇/乙腈－水溶液（80%～100%）冲洗，使色谱柱中的强吸附物质冲洗出来。

四、结果分析及检验报告

按规定要求进行原始记录、数据处理并填写检验报告书（记录见附表）。

五、思考

1. 本品有关物质检查采用什么方法？该法操作时应注意什么？

2. 费休氏水分测定法中需做空白试验，请问做空白试验的目的是什么？空白试验应如何操作？

3. 本品用高效液相色谱法测定含量，试述该法的主要实验条件及其对结果的影响？

4. 试述外标法测定含量时影响结果准确性的因素有哪些？在测定时应如何操作？

实验十一　对乙酰氨基酚片的质量检验

一、资料与分析

1. 资料一：了解片剂

片剂（图4－4）（tablet）是药物与辅料均匀混合后压制而成的片状制剂。片剂以口服普通片为主，也有含片、舌下片、口腔贴片、咀嚼片、分散片、泡腾片、阴道片、速释或缓释或控释片与肠溶片等。

片剂是在丸剂使用基础上发展起来的，它创用于19世纪40年代，到19世纪末随着压片机械的出现和不断改进，片剂的生产和应用得到了迅速的发展。近十几年来，片剂生产技术与机械设备方面也有较大的发展，如沸腾制粒、全粉末直接压片、半薄膜包衣、新辅料、新工艺以及生产联动化等。

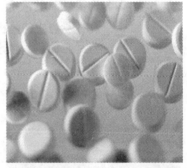

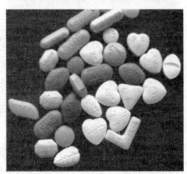

在片剂质量上要求含量准确，重量差异小，崩解时间或者溶出度符合规定，硬度适当，外观美，色泽好，符合卫生检查标准，在规定贮藏期性质稳定等。总之目前片剂已成为品种多、产量大、用途广，使用和贮运方便，质量稳定剂型之一，片剂在中国以及其他许多国家的药典所收载的制剂中，均占1/3以上，可见应用之广。

图4－4　片剂示意图

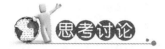思考讨论

你认为片剂的检验和原料药的会有何区别？检验中需要注意什么？

2. 资料二：参考质量标准——《中国药典》（2010 年版）

对乙酰氨基酚片

Duiyixian'anjifen Pian

Paracetamol Tablets

本品含对乙酰氨基酚（$C_8H_9NO_2$）应为标示量的 95.0% ~ 105.0%。

【性状】　本品为白色片、薄膜衣或明胶包衣片，除去包衣后显白色。

【鉴别】　取本品的细粉适量（约相当于对乙酰氨基酚 0.5g），用乙醇 20ml 分次研磨使对乙酰氨基酚溶解，滤过，合并滤液，蒸干，残渣照对乙酰氨基酚项下的鉴别（1）、（2）项试验，显相同的反应。

【检查】　溶出度　取本品，照溶出度测定法（附录 X C 第一法），以稀盐酸 24ml 加水至 1000ml 为溶出介质，转速为每分钟 100 转，依法操作，经 30 分钟时，取溶液 5ml，滤过，精密量取续滤液 1ml，加 0.04% 氢氧化钠溶液稀释至 50ml，摇匀，照紫外 – 可见分光光度法（附录 Ⅳ A），在 257nm 的波长处测定吸光度，按 $C_8H_9NO_2$ 的吸收系数（$E_{1cm}^{1\%}$）为 715 计算每片的溶出量。限度为标示量的 80%，应符合规定。

对氨基酚　取本品细粉适量（约相当于对乙酰氨基酚 0.2g），精密称定，置 10ml 量瓶中，加溶剂［甲醇 – 水（4∶6）］适量，振摇使对乙酰氨基酚溶解，加溶剂稀释至刻度，摇匀，滤过，取续滤液作为供试品溶液（临用新制）；另取对氨基酚和对乙酰氨基酚对照品适量，精密称定，加上述溶剂制成每 1ml 中约含 20μg 的溶液，作为对照品溶液。照高效液相色谱法（附录 Ⅴ D）测定。用辛烷基硅烷键合硅胶为填充剂；磷酸盐缓冲液（取磷酸氢二钠 8.95g，磷酸二氢钠 3.9g，加水溶解至 1000ml，加入 10% 四丁基氢氧化铵溶液 12ml）– 甲醇（90∶10）为流动相；检测波长为 245nm；柱温为 40℃；理论板数按对乙酰氨基酚峰计算应不低于 2000，对氨基酚与对乙酰氨基酚峰之间的分离度应符合要求。取对照品溶液 20μl，注入液相色谱仪，调节检测灵敏度，使对氨基酚色谱峰的峰高约为满量程的 10%；再精密量取供试品溶液与对照品溶液各 20μl，分别注入液相色谱仪，记录色谱图；按外标法以峰面积计算，含对氨基酚不得过标示量的 0.1%。

其他　应符合片剂项下有关的各项规定（附录 Ⅰ A）。

【含量测定】　取本品 10 片，精密称定，研细，精密称取适量（约相当于对乙酰氨基酚 40mg），置 250ml 量瓶中，加 0.4% 氢氧化钠溶液 50ml 与水 50ml，振摇 15 分钟，加水至刻度，摇匀，滤过，精密量取续滤液 5ml，照对乙酰氨基酚项下的方法，自"置

100ml 量瓶中"起，依法测定，即得。

【类别】 同对乙酰氨基酚。

【规格】 ①0.1g；②0.3g；③0.5g。

【贮藏】 密封保存。

3. 资料三：实验安排

实训程序	实训内容	实训时间	实训形式	备注
实训前准备	查找资料	1 学时		
	仪器、试药试液准备		2 人一组 分工合作	
实训过程	取样	1 学时		根据情况，组间合作
	性状			
	鉴别			
	检查	3 学时		
	含量测定	2 学时		
实训总结	检验报告及相关资料书写	1 学时		

二、实验准备

1. 试剂

	名称	规格	总耗量	领取人
药品试剂及耗材				

2. 仪器

	名称	型号	数量	准备情况
实验仪器				

3. 试液配制

根据：《中国药典》2010 年版第一部附录 XV B

《中华人民共和国国家标准（GB – T 601 –2002）》化学试剂标准滴定溶液的制备

试液	配制方法	配制人

还有什么不明白的？寻找解决办法！

我的困难	解决途径

三、检验过程

（一）外观性状

取一定量供试品，置白色纸上用肉眼仔细观察其颜色、形状，是否外观光洁、无缺陷、无松片、无裂片、无麻面、无斑点等现象。本品为白色片，应符合规定。

（二）鉴别

取本品的细粉适量（约相当于对乙酰氨基酚 0.5g，如标示量为 0.1g，则取平均片重的 5 倍量），用乙醇 20ml 分次研磨使对乙酰氨基酚溶解，滤过，合并滤液，蒸干，残渣按下面方法鉴别，应符合规定。

1. 残渣的水溶液加三氯化铁试液，即显蓝紫色。

2. 取残渣适量（约相当于对乙酰氨基酚 0.1g），加稀盐酸 5ml，置水浴中加热 40min，放冷；取 0.5ml，滴加亚硝酸钠试液 5 滴，摇匀，用水 3ml 稀释后，加碱性 β 萘酚试液 2ml，振摇，即显红色。

（三）检查

1. 溶出度

（1）关键点

方法：溶出度测定法（附录 X C 第一法）

溶出介质：盐酸溶液（0.9→1000）900ml

转速：100 转/min 样品处理：经 30min 时，取溶液 5ml，滤过；精密量取续滤液 1ml，置 50ml 容量瓶中，用上述溶出介质稀释至刻度。照紫外 – 可见分光光度法，

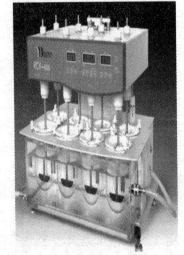

图 4 – 4　溶出度仪

在 257nm 的波长处测定吸光度。同时取空胶囊壳作空白校正。

（2）结果判断

按 $C_8H_9NO_2$ 的吸收系数（$E_{1cm}^{1\%}$）为 715 计算每粒的溶出量：限度为标示量的 75%，应符合规定。

$$标示量\% = \frac{A - A_{空}}{E_{1cm}^{1\%} \times 1} \times 稀释倍数 \times \frac{V}{标示量}$$

知识拓展

溶出度测定法——第一法（转篮法）

1. 简述

1.1 溶出度（《中国药典》2010 年版二部附录 X C）系指活性药物成分从片剂、胶囊剂或颗粒剂等制剂在规定条件下溶出的速率和程度。它是评价药物口服固体制剂质量的一个指标，是一种模拟口服固体制剂在胃肠道中崩解和溶出的体外简易试验方法。

1.2 溶出度测定法是将某种制剂的一定量分别置于溶出度仪的转篮（或溶出杯）中，在 37℃ ±0.5℃恒温下，在规定的转速、溶出介质中依法操作，在规定的时间内取样并测定其溶出量。

1.3 《中国药典》2010 年版收载三种测定方法，第一法为转篮法，第二法为桨法及第三法为小杯法。

1.4 除另有规定外，凡检查溶出度的制剂，不再进行崩解时限的检查。

2. 仪器与用具

2.1 溶出度仪

2.1.1 仪器的组成溶出度仪主要由电动机、恒温装置、篮体、篮轴、搅拌桨、溶出杯及杯盖等组成，详见《中国药典》2010 年版二部附录 X C。

2.1.2 仪器的装置与使用按仪器使用说明书及《中国药典》对溶出度的规定进行安装与使用。

2.1.3 仪器的适用性及性能确认试验为使药物的溶出度测定结果准确、可靠，应对新安装的溶出度仪按溶出度标准片说明书进行性能确认试验，对已使用过的仪器也应定期（或在出现异常情况时）进行性能确认试验。

2.2 取样器注射器（5、10、15、20ml 等合适的注射器）及取样针头。

2.3 过滤器一般常用滤头及滤膜（不同规格，孔径不得大于 0.8pm）。

3. 溶出度测定前的准备

3.1 测定前，应对仪器装置进行必要的调试，第一法使转篮底部距溶出杯的内底部 25mm ±2mm。

3.2 溶出介质的制备溶出介质要求经脱气处理。可采用的脱气方法：取溶出介质，在缓慢搅拌下加热至约 41℃，并在真空条件下不断搅拌 5min 以上；或采用煮沸、超声、抽滤等其他有效的除气方法。如果溶出介质为缓冲液，当需要调节 pH 值时，一般调节 pH 值至规定 pH 值 ±0.05 之内。

3.3 将该品种项下所规定的溶出介质经脱气,并按规定量置于溶出杯中,开启仪器的预制温度,一般应根据室温情况,可稍高于 37℃,以使溶出杯中溶出介质的温度保持在 37℃±0.5℃,并应使用 0.1 分度的温度计,逐一在溶出杯中测量,6 个溶出杯之间的差异应在 0.5℃ 之内。

3.4 对滤过和滤材的要求

3.4.1 对滤过的要求从每个溶出杯内取出规定体积的溶液,应立即用适当的微孔滤膜滤过,自取样至滤过应在 30s 内完成,滤液应澄清。

3.4.2 对滤材的要求所用滤器和滤膜均应是惰性的,不能明显吸附溶液中的有效成分,亦不能含有能被溶出介质提取的物质而使规定的分析方法受到干扰。

4. 取样位置

4.1 第一法应在转篮的顶端至液面的中点,并距溶出杯内壁不小于 10mm 处。

5. 样品的测定

5.1 第一法分别量取经脱气处理的溶出介质,置各溶出杯内,实际量取的体积与规定体积的偏差应不超过 ±1%,待溶出介质温度恒定在 37℃±0.5℃ 后,取供试品 6 片(粒、袋),分别投入 6 个干燥的转篮内,将转篮降入溶出杯中,注意供试品表面上不要有气泡,按各品种项下规定的转速启动仪器,计时;至规定的取样时间(实际取样时间与规定时间的差异不得过 ±2%),吸取溶出液适量,立即用适当的微孔滤膜滤过,自取样至滤过应在 30s 内完成。取澄清滤液,照该品种项下规定的方法测定,计算每片(粒、袋)的溶出量。

6. 注意事项

6.1 在达到该品种规定的溶出时间时,应在仪器开动的情况下取样。自 6 杯中完成取样,时间一般应在 1min 以内。

6.2 实验结束后,应用水冲洗篮轴、篮体或搅拌桨。转篮必要时可用水或其他溶剂超声处理、洗净。

6.3 溶出介质必须经脱气处理,气体的存在可产生干扰,尤其对第一法(篮法)的测定结果。尚应注意测定时如转篮放置不当,也会产生气体附在转篮的下面,形成气泡致使片剂浮在上面,使溶出度大幅度的下降。

6.4 在多次取样时,所量取溶出介质的体积之和应在溶出介质的 1% 之内,如超过总体积的 1% 时,应及时补充相同体积相同温度的溶出介质,或在计算时加以校正。

6.5 由于 0.1mol/L 盐酸溶液对转篮与搅拌桨可能有一定的腐蚀作用,尤其当采用低波长的紫外分光光度法时易产生干扰,应加以注意。

6.6 沉降篮的使用要求加沉降篮的目的是为了防止被测样品上浮或贴壁,致使溶出液的浓度不均匀,或因贴壁致使部分样品的活性成分难以溶出,但只有在品种各论中规定要求使用沉降篮时,方可使用。

6.7 测定时,除另有规定外,每个溶出杯中只允许投入供试品 1 片(粒、袋),不得多投,并应注意投入杯底中心位置。

7. 记录与计算

7.1 记录以下实验内容

7.1.1 所用方法，溶出介质及加入量，转速，温度，取样时间。

7.1.2 取样体积、滤材。

7.1.3 测定方法。

7.1.3.1 紫外－可见分光光度法或荧光分光光度法应记录测定波长与吸光度或荧光强度，用对照品时，应记录称取量与稀释倍数。

7.1.4 溶出量计算值6个、平均值1个。

7.2 计算溶出量以相当于标示量的百分数表示（％）。

8. 结果判定

第一法、第二法及第三法结果判断方法一致，除另有规定外，应符合《中国药典》2010年版二部附录ⅩC溶出度测定法项下的规定，具体判断方法如下。符合下述条件之一者，可判为符合规定：

（1）6片（粒、袋）中，每片（粒、袋）的溶出量按标示量计算，均不低于规定限度（Q）；

（2）6片（粒、袋）中有1～2片（粒、袋）低于规定限度Q，但不低于Q－10％，且其平均溶出量不低于规定限度Q；

（3）6片（粒、袋）中有1～2片（粒、袋）低于规定限度Q，其中仅有1片（粒、袋）低于Q－10％，且不低于Q－20％，且其平均溶出量不低于规定限度Q时，应另取6片（粒、袋）复试；初、复试的12片（粒、袋）中有1～3片（粒、袋）低于规定限度Q，其中仅有1片（粒、袋）低于Q－10％，且不低于Q－20％，且其平均溶出量不低于规定限度Q。

《中国药品检验标准操作规范》2010年版

2. 对氨基酚　照高效液相色谱法（附录ⅤD）测定

（1）回顾：高效液相色谱仪操作过程及注意要点

（2）色谱条件与系统适用性试验

色谱柱：辛烷基硅烷键合硅胶为填充剂

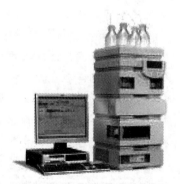

流动相：磷酸盐缓冲液（取磷酸氢二钠8.95g，磷酸二氢钠3.9g，加水溶解至1000ml，加入10％四丁基氢氧化铵溶液12ml）－甲醇（90：10）。

检测波长：245nm。

柱温：40℃。

理论塔板数：按对乙酰氨基酚峰计算应不低于2000。

分离度：对氨基酚与对乙酰氨基酚峰之间的分离度应符合要求。

检测灵敏度：取对照品溶液20μl，注入液相色谱仪，调节检测灵敏度，使对氨基酚色谱峰的峰高约为满量程的10％。

（3）测定法

供试品溶液的制备 取本品细粉适量（约相当于对乙酰氨基酚 0.2g），精密称定，置 10ml 量瓶中，加溶剂［甲醇 – 水（4：6）］适量，振摇使对乙酰氨基酚溶解，加溶剂稀释至刻度，摇匀，滤过，取续滤液作为供试品溶液（临用新制）。在注入色谱柱前，一般应经适宜的 0.45μm 的滤膜过滤。

对照品溶液的制备 另取对氨基酚和对乙酰氨基酚对照品适量，精密称定，加上述溶剂制成每 1ml 中约含 20μg 的溶液，作为对照品溶液。在注入色谱柱前，一般应经适宜的 0.45μm 的滤膜过滤。

再精密量取供试品溶液与对照品溶液各 20μl，分别注入液相色谱仪，记录色谱图。

（4）结果判定

按外标法以峰面积计算，含对氨基酚不得过标示量的 0.1%。

3. 其他

对片剂的质量要求除外观应完整光洁、色泽均匀，有适宜的硬度和耐磨性，以及药典品种项下规定的检验项目外，还应检查"重量差异"和"崩解时限"。

凡规定检查含量均匀度的片剂，一般不再进行重量差异的检查。

凡规定检查溶出度、释放度或融变时限或分散均匀性的片剂以及咀嚼片，不再进行崩解时限检查。

《中国药典》（2010 年版）

知识拓展

"重量差异"检查法

1. 简述

1.1 本法适用于片剂的重量差异检查。凡规定检查含量均匀度的片剂，一般不再进行重量差异的检查。

1.2 在片剂生产中，由于颗粒的均匀度和流动性，以及工艺、设备和管理等原因，都会引起片剂重量差异。本项检查的目的在于控制各片重量的一致性，保证用药剂量的准确。

2. 仪器与用具

2.1 分析天平感量 0.1mg（适用于平均片重 0.30g 以下的片剂）或感量 lmg（适用于平均片重 0.30g 或 0.30g 以上的片剂）。

2.2 扁形称量瓶。

2.3 弯头或平头手术镊。

3. 操作方法

3.1 取空称量瓶，精密称定重量；再取供试品 20 片，置此称量瓶中，精密称定。两次称量值之差即为 20 片供试品的总重量，除以 20，得平均片重（$\overline{m}$）。

3.2 从已称定总重量的 20 片供试品中，依次用镊子取出 1 片，分别精密称定重量，得各片重量。

4. 注意事项

4.1 在称量前后，均应仔细查对药片数。称量过程中，应避免用手直接接触供试品。已取出的药片，不得再放回供试品原包装容器内。

4.2 遇有检出超出重量差异限度的药片，宜另器保存，供必要时的复核用。

4.3 糖衣片应在包衣前检查片芯的重量差异，符合规定后方可包衣。包衣后不再检查重量差异。

4.4 薄膜衣片在包衣后也应检查重量差异。

5. 记录与计算

5.1 记录每次称量数据。

5.2 求出平均片重 ($\bar{m}$)，保留三位有效数字。修约至两位有效数字，选择重量差异限度。

5.3 按下表规定的重量差异限度，求出允许片重范围 ($\bar{m} \pm \bar{m} \times$ 重量差异限度)。取本品 20 粒，按装量差异检查法进行检查，应符合规定。

平均重量	重量差异限度
0.30g 以下	±7.5%
0.30g 或 0.30g 以上	±5%

6. 结果与判定

6.1 每片重量均未超出允许片重范围 ($\bar{m} \pm \bar{m} \times$ 重量差异限度)；或与平均片重相比较（凡无含量测定的片剂，每片重量应与标示片重相比较），均未超出上表中的重量差异限度；或超出重量差异限度的药片不多于 2 片，且均未超出限度 1 倍；均判为符合规定。

6.2 每片重量与平均片重相比较，超出重量差异限度的药片多于 2 片；或超出重量差异限度的药片虽不多于 2 片，但其中 1 片超出限度的 1 倍；均判为不符合规定。

《中国药品检验标准操作规范》2010 年版

（四）含量测定

1. 测定法

（1）取本品 10 片，精密称定，研细。计算平均片重。

（2）精密称取细粉适量（约相当于对乙酰氨基酚 40mg）2 份，分别置 250ml 容量瓶中，加 0.4% 氢氧化钠溶液 50ml 及水 50ml，振摇 15min，加水至刻度，摇匀。

供试品取样量 = 40mg × （1 ± 10%） × 平均片重/标示量。

（3）用干燥滤纸滤过，精密量取续滤液 5ml，置 100ml 容量瓶中，加 0.4% 氢氧化钠溶液 10ml，加水至刻度，摇匀。

（4）照紫外 – 可见分光光度法，在 257nm 的波长处测定吸光度，按 $C_8H_9NO_2$ 的吸收系数 ($E_{1cm}^{1\%}$) 为 715 计算，即得。

2. 结果计算

$$标求是\% = \frac{A}{E_{1cm}^{1\%} \times l} \times 1\% \times V \times 稀释倍数 \times \frac{平均片重}{取样量 \times 标示量} \times 100\%$$

3. 结果判断

本品含对乙酰氨基酚片应为标示量的95.0%～105.0%，应符合规定。

知识拓展

紫外－可见分光光度法

1. 简述

紫外－可见分光光度法是通过被测物质在紫外光区或可见光区的特定波长处或一定波长范围内的吸光度，对该物质进行定性和定量分析的方法。本法在药品检验中主要用于药品的鉴别、检查和含量测定。

定量分析通常选择物质的最大吸收波长处测出吸光度，然后用对照品或吸收系数求算出被测物质的含量，多用于制剂的含量测定；对已知物质定性可用吸收峰波长或吸光度比值作为鉴别方法；若该物质本身在紫外光区无吸收，而其杂质在紫外光区有相当强度的吸收，或杂质的吸收峰处该物质无吸收，则可用本法作杂质检查。

2. 仪器

紫外－可见分光光度计主要由光源、单色器、样品室、检测器、记录仪、显示系统和数据处理系统等部分组成。为了满足紫外－可见光区全波长范围的测定，仪器备有两种光源，即氘灯和碘钨灯，前者用于紫外区，后者用于可见光区。

3. 紫外－可见分光光度计的检定

3.1　波长准确度

3.1.1　波长准确度的允差范围紫外－可见分光光度计波长准确度允许误差，紫外区为±1nm，500nm±2nm处。

4. 样品测定操作方法

4.3.2　吸收系数法　按各品种项下配制供试品溶液，测定时，除另有规定外，应以配制供试品溶液的同批溶剂为空白对照，在规定的波长及该波长±2nm处测定其吸光度，并以吸光度最大的波长作为测定波长，按各该品种在规定条件下给出的吸收系数计算含量。

用本法测定时，吸收系数通常应大于100，并注意仪器的校正和检定。

5. 注意事项

5.1　试验中所用的量瓶和移液管均应经检定校正、洗净后使用。

5.2　使用的石英吸收池必须洁净。当吸收池中装入同一溶剂，在规定波长测定各吸收池的透光率，如透光率相差在0.3%以下者可配对使用，否则必须加以校正。

5.3　取吸收池时，手指拿毛玻璃面的两侧。装样品溶液的体积以池体积的4/5为度，使用挥发性溶液时应加盖，透光面要用擦镜纸由上而下擦拭干净，检视应无残留溶剂，为防止溶剂挥发后溶质残留在池子的透光面，可先用醮有空白溶剂的擦镜纸擦拭，然后再用干擦镜纸拭净。吸收池放入样品室时应注意每次放入方向相同。使用后用溶剂及水冲洗干净，晾干，防尘保存，吸收池如污染不易洗净时可用硫酸发烟硝酸（3:1V/V）混合液稍加浸泡后，洗净备用。如用铬酸钾清洁液清洗时，吸收池不宜在清洁液中长时间浸泡，否则清洁液中的铬酸钾结晶会损坏吸收池的光学表面，并应充分用水冲洗，以防铬酸钾吸附于吸收池表面。

5.4 称量应按药典规定要求。配制测定溶液时稀释转移次数应尽可能少，转移稀释时所取容积一般应不少于 5ml。含量测定时供试品应称取 2 份，如为对照品比较法，对照品一般也应称取 2 份。吸收系数检查也应称取供试品 2 份，平行操作，每份结果对平均值的偏差应在 ±0.5% 以内。作鉴别或检查可取样品 1 份。

5.5 供试品溶液的浓度，除各品种项下已有注者外，供试品溶液的吸光度以在 0.3~0.7 之间为宜，吸光度读数在此范围误差较小，并应结合所用仪器吸光度线性范围，配制合适的读数浓度。

《中国药品检验标准操作规范》2010 年版

四、结果分析及检验报告

按规定要求进行原始记录、数据处理并填写检验报告书（记录见附表）。

五、思考

1. 溶出度测定取样时，自取样至过滤为什么应在 30s 内完成？
2. 简述对乙酰氨基酚片鉴别的方法与原理。
3. 含量测定第一步，取本品 10 片，精密称定，研细，计算平均片重。为什么不直接用重量差异项计算得的平均片重？
4. 含量测定时，溶液用干燥滤纸滤过后，为什么弃去初滤液，精密量取续滤液，而不是取初滤液？

实验十二　乳酸钙片的质量检验

一、资料与分析

1. 资料一：参考质量标准——《中国药典》（2010 年版）

乳酸钙片（Rusuangai Pian Calcium Lactate Tablets）

本品含乳酸钙（$C_6H_{10}CaO_6 \cdot 5H_2O$）应为标示量的 95.0%~105.0%。

【性状】 本品为白色片。

【鉴别】 取本品的细粉适量（约相当于乳酸钙 1g），加水 20ml，加热使乳酸钙溶解，滤过，滤液显钙盐与乳酸盐（附录Ⅲ）的鉴别反应。

【检查】 除崩解时限应在 20min 内崩解外，其他应符合片剂项下有关的各项规定（附录Ⅰ A）。

【含量测定】 取本品 10 片，精密称定，研细，精密称取适量（约相当于乳酸钙 0.3g），加水 100ml，加热使乳酸钙溶解，放冷，照乳酸钙含量测定项下的方法，自"加氢氧化钠试液 15ml"起，依法测定。每 1ml 乙二胺四醋酸二钠滴定液（0.05mol/L）相当于 15.42mg 的 $C_6H_{10}CaO_6 \cdot 5H_2O$。

【类别】 同乳酸钙。

【规格】 ①0.25g；②0.3g；③0.5g。

【贮藏】密封保存。

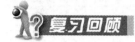

药典规定的片剂的常规检查项目和操作要点。

2. 资料二：实训安排

实训程序	实训内容	实训时间	实训形式	备注
实训前准备	查找资料	1.5 学时		
	仪器、试药试液准备			
实训过程	取样	1 学时	2 人一组分工合作	根据情况，组间合作
	性状			
	鉴别			
	检查	1 学时		
	含量测定	2 学时		
实训总结	检验报告及相关资料书写	0.5 学时		

二、实训准备

1. 试剂

	名称	规格	总耗量	领取人
药品、试剂及耗材				

2. 仪器

	名称	型号	数量	准备情况
实验仪器				

3. 试液配制

根据：《中国药典》2010 年版二部附录 XV B

《中华人民共和国国家标准（GB – T 601 – 2002）》化学试剂标准滴定溶液的制备

试液	配制方法	配制人

还有什么不明白的？寻找解决办法！

我的困难	解决途径

三、检验过程

（一）外观性状

取一定量供试品，置白色纸上用肉眼仔细观察其颜色、形状，是否外观光洁、无缺陷、无松片、无裂片、无麻面、无斑点等现象。本品为白色片，应符合规定。

（二）鉴别

取本品的细粉适量（约相当于乳酸钙 1g）于小烧杯中，

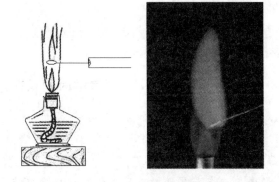

图 4－5　钙盐鉴别（火焰燃烧）

加水 20ml，加热使乳酸钙溶解，滤过，滤液显钙盐和乳酸盐的鉴别反应。

1. 钙盐的鉴别：①取铂丝，用盐酸湿润后，蘸取上述滤液，在无色火焰中燃烧，火焰即显砖红色图。②取上述滤液 5ml，置试管中，加甲基红指示液 2 滴，用氨试液中和，再滴加盐酸至恰呈酸性，加草酸铵试液，即生成白色沉淀；分离，沉淀不溶于醋酸，但可溶于盐酸。

2. 乳酸盐的鉴别：取上述滤液 5ml，置试管中，加溴试液 1ml。与稀盐酸 0.5ml，置水浴上加热，并用玻璃棒小心搅拌至褪色，加硫酸铵 4g，混匀，沿管壁逐滴加入 10%亚硝基铁氰化钠的稀硫酸溶液 0.2ml。和浓氨试液 1ml，使成两液层；在放置 30min 内，两液层在接界面处出现一暗绿色的环。

（三）检查

1. 重量差异

（1）方法　①取空称量瓶，精密称定重量（图 4－6）；再取供试品 20 片，置此称量瓶中，精密称定。两次称量值之差即为 20 片供试品的总重量，除以 20，得平均片重（$\overline{m}$）。②从已称定总重量的 20 片供试品中，依次用镊子取出 1 片，分别精密称定重量，得各片重量。

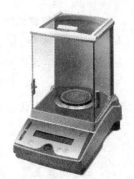

（2）计算按规定的重量差异限度，求出允许片重范围（$\overline{m} \pm \overline{m} \times$ 重量差异限度）。

图 4－6　分析天平

（3）结果判定超出重量差异限度的药片不多于 2 片，且均不得有 1 片超出限度 1 倍。结果应符合规定。

2. 崩解时限

（1）方法　将吊篮通过上端的不锈钢轴悬挂于金属支架上，浸入 1000ml 烧杯中，并调节吊篮位置使其下降时筛网距烧杯底 25mm，烧杯内盛有温度为 37℃ ± 1℃的水，调节液面高度使吊篮上升时筛网在液面下 15mm 处。除另有规定外，取供试品 6 片，分别置上述

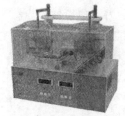

图 4－7　崩解时限测定示意图

吊篮的玻璃管中，每管各加 1 片，立即启动崩解仪进行检查。

（2）结果判断　各片均应在 20min 内全部崩解，如有 1 片不能完全崩解，应另取 6 片复试，结果应符合规定。

知识拓展

崩解时限检查法

1. 简述

1.1　本法（《中国药典》2010 年版二部附录 ⅩA）适用于片剂（包括口服普通片、薄膜衣片、糖衣片、肠溶衣片、结肠定位肠溶片、含片、舌下片、可溶片及泡腾片）、胶囊剂（包括硬胶囊剂、软胶囊剂及肠溶胶囊剂），以及滴丸剂的溶散时限检查。凡规定检查溶出度、释放度或融变时限的制剂，不再进行崩解时限检查。

1.2　本检查法中所称"崩解"，系指口服固体制剂在规定条件下全部崩解溶散或成碎粒，除不溶性包衣材料或破碎的胶囊壳外，应全部通过筛网。如有少量不能通过筛网，但已软化或轻质上浮且无硬芯者，可作符合规定论。

2. 仪器与用具

2.1　崩解仪（见《中国药典》2010 年版二部附录 ⅩA 的仪器装置）。

2.2　滴丸剂专用吊篮按 2.1 项下所述仪器装置，但不锈钢丝筛网的筛孔内径改为 0.425mm。

2.3　烧杯 1000ml。

2.4　温度计分度值 1℃

3. 试药与试液

3.1　人工胃液（供软胶囊剂和以明胶为基质的滴丸剂检查用）取稀盐酸 16.4ml，加水约 800ml 与胃蛋白酶 10g，摇匀后，加水稀释成 1000ml，即得。临用前制备。

3.2　人工肠液（供肠溶胶囊剂检查用）即磷酸盐缓冲液（含胰酶）（pH6.8）（见《中国药典》2010 年版二部附录 ⅩVD 缓冲液）。临用前制备。

4. 操作方法

4.1　将吊篮通过上端的不锈钢轴悬挂于金属支架上，浸入 1000ml 烧杯中，并调节吊篮位置使其下降时筛网距烧杯底 25mm，烧杯内盛有温度为 37℃±1℃的水（或规定的溶液），调节液面高度使吊篮上升时筛网在液面下 15mm 处。除另有规定外，取供试品 6 片，分别置上述吊篮的玻璃管中，每管各加 1 片，立即启动崩解仪进行检查，各片均应在 15 分钟内全部崩解。如有 1 片不能完全崩解，应另取 6 片复试，均应符合规定。

4.2　片剂

4.2.1　口服普通片　按 4.1 项下方法检查，各片均应在 15min 内全部崩解。如有 1 片不能完全崩解，应另取 6 片复试，均应符合规定。

4.2.2　薄膜衣片　按 4.1 项下方法检查，并可改在盐酸溶液（9→1000）中进行检查，各片均应在 30min 内全部崩解。如有 1 片不能完全崩解，应另取 6 片复试，均应符合规定。

4.2.3　糖衣片　按4.1项下方法检查，各片均应在lh内全部崩解。如有1片不能完全崩解，应另取6片复试，均应符合规定。

4.2.4　肠溶衣片　按4.1项下方法，先在盐酸溶液（9→1000）中检查2h，每片均不得有裂缝、崩解或软化等现象；继将吊篮取出，用少量水洗涤后，每管各加挡板1块，再按上述方法在磷酸盐缓冲液（pH 6.8）中进行检查，各片均应在1h内全部崩解。如有1片不能完全崩解，应另取6片复试，均应符合规定。

4.3　胶囊剂

4.3.1　硬胶囊剂除另有规定外，取供试品6粒，分别置吊篮的玻璃管中，每管各加1粒，按4.1项下方法检查（若供试品漂浮在液面，应加挡板），各粒均应在30min内全部崩解。如有1粒不能完全崩解，应另取6粒复试，均应符合规定。

4.3.2　软胶囊剂除另有规定外，取供试品6粒，分别置吊篮的玻璃管中，每管各加1粒，按4.1项下方法检查（若供试品漂浮在液面，应加挡板），或改在人工胃液中进行检查，各粒均应在lh内全部崩解。如有1粒不能完全崩解，应另取6粒复试，均应符合规定。

4.3.3　肠溶胶囊剂除另有规定外，取供试品6粒，分别置吊篮的玻璃管中，每管各加1粒，按4.1项下方法检查，先在盐酸溶液（9→1000）中不加挡板检查2h，每粒的囊壳均不得有裂缝或崩解现象；继将吊篮取出，用少量水洗涤后，每管各加挡板1块，再按上述方法，在人工肠液中进行检查，各粒均应在1h内全部崩解。如有1粒不能完全崩解，应另取6粒复试，均应符合规定。

4.4　滴丸剂

4.4.1　除另有规定外，取供试品6粒，分别置专用吊篮的玻璃管中，每管各加1粒，按4.1项下方法检查，各粒均应在30min内全部溶散（若为包衣滴丸，应在lh内全部溶散）。如有1粒不能完全溶散，应另取6粒复试，均应符合规定。

4.4.2　以明胶为基质的滴丸，可改在人工胃液中进行检查，亦应符合上述规定。

5. 注意事项

5.1　在测试过程中，烧杯内的水温（或介质温度）应保持在37℃±1℃。

5.2　每测试一次后，应清洗吊篮的玻璃内壁及筛网、挡板等，并重新更换水或规定的介质。

6. 记录

记录应包括仪器型号、制剂类型及测试条件（如包衣、肠溶或薄膜衣、硬或软胶囊、介质等），崩解或溶散时间及现象，肠溶衣片（胶囊）则应记录在盐酸溶液中有无裂缝、崩解或软化现象等。初试不符合规定者，应记录不符合规定的片（粒）数及现象、复试结果等。

7. 结果与判定

7.1　供试品6片（粒），每片（粒）均能在规定的时限内全部崩解（溶散），判为符合规定。如有少量不能通过筛网，但已软化或轻质上浮且无硬芯者，可作符合规定。

7.2　初试结果，到规定时限后如有1片不能完全崩解（溶散），应另取6片复试，各片在规定时限内均能全部崩解（溶散）。仍判为符合规定。

7.3 初试结果中如有2片（粒）或2片（粒）以上不能完全崩解（溶散），或在复试结果中有1片（粒）或1片（粒）以上不能完全崩解（溶散），即判为不符合规定。

7.4 肠溶衣片（胶囊）在盐酸溶液（9→1000）中检查时，如发现裂缝，崩解或软化，即判为不符合规定。肠溶衣片（胶囊）初试结果中，在磷酸盐缓冲液（pH 6.8）或人工肠液介质中如有2片（粒）或2片（粒）以上不能完全崩解，即判为不符合规定，如仅有1片（粒）不能完全崩解，应另取6片（粒）复试，均应符合规定。

《中国药品检验标准操作规范》2010年版

（四）含量测定

1. 测定法

（1）取本品10片，精密称定，研细，计算平均片重。

（2）精密称取细粉适量（约相当于乳酸钙0.3g）3份，分别置250ml锥形瓶中，加水100ml，加热使乳酸钙溶解，放冷。

供试品取样量 = 0.3g×平均片重/标示量

（3）加氢氧化钠试液15ml与钙紫红素指示剂约0.1g，摇匀。

（4）用乙二胺四醋酸二钠（EDTA）滴定液（0.05mol/L）滴定至溶液由紫红色转变为纯蓝色。每1ml乙二胺四醋酸二钠滴定液（0.05mol/L）相当于15.42mg的$C_6H_{10}CaO_6 \cdot 5H_2O$。

（5）及时记录原始数据。平行测定3份。

2. 结果计算

$$标示量\% = T \times V \times F \times \frac{平均片重}{取样量 \times 标示量} \times 100\%$$

3. 结果判断

本品含乳酸钙（$C_6H_{10}CaO_6 \cdot 5H_2O$）应为标示量的95.0% ~ 105.0%，应符合规定。

知识拓展

乙二胺四醋酸二钠滴定液（0.05mol/L）使用操作规范

滴定液应照《中国药典》2010年版二部附录 XV F 所载方法及操作规范1~7（见本书"滴定液的配制与标定"实训单元中补充内容）有关要求进行配制、标定和贮藏。其他有关注释及注意事项如下。

1. 配制过程中，乙二胺四醋酸二钠不易即时完全溶解，可采用加热促使其完全溶解，或在配制放置数日后再行标定。

2. 氧化锌在空气中能缓缓吸收二氧化碳，因此对标定中的基准氧化锌，要强调经800℃灼烧至恒重。具体操作为：取基准氧化锌约1g，用玛瑙研钵研细，置具盖磁坩埚中，于800℃灼烧至恒重，移置称量瓶中，密盖，贮于干燥器中备用。

3. 滴定时溶液的pH值要较严控制，因此在基准氧化锌加稀盐酸3ml（不宜过多）溶解并加水25ml稀释后，应以甲基红为指示剂，滴加氨试液以中和多余的稀盐酸，而后再加水25ml与氨－氯化铵缓冲液（pH 10.0）10ml，才能控制溶液的pH值为10左右。

4. 铬黑了在水或醇溶液中不稳定，故规定采用固体粉末状的铬黑T指标剂，而不采用指示液。

5. 滴定至终点时，滴定液要逐滴加入，并充分摇匀，以防终点滴过。

6. 由于在加人的试剂中可能混杂有金属离子而消耗滴定液，因此需将滴定的结果用空白试验校正。

7. 乙二胺四醋酸二钠滴定液应贮于具玻璃塞的玻瓶中保存，避免与橡皮塞、橡皮管等接触。

《中国药品检验标准操作规范》2010年版

四、结果分析及检验报告

按规定要求进行原始记录、数据处理并填写检验报告书（记录见附表）。

五、思考

1. 崩解时限测定，烧杯内水的温度为什么维持在（37℃±1℃）？

2. 崩解时限测定中，为什么记录最后一片崩解成碎粒并通过筛网时的时间而不记录六片的平均时间？

3. 含量测定时，加氢氧化钠试液15ml的意义是什么？

4. 含量测定用乙二胺四醋酸二钠滴定液（0.05mol/L）滴定至溶液由紫红色转变为纯蓝色，若滴定过量，颜色是否变化？应如何控制终点？

实验十三　阿司匹林肠溶片的质量检验

一、资料与分析

1. 资料一：参考质量标准——中国药典（2010年版）

阿司匹林肠溶片

Asipilin Changrong Pian

Aspirin Enteric - coated Tablets

本品含阿司匹林（$C_9H_8O_4$）应为标示量的93.0%～107.0%。

【性状】　本品为肠溶包衣片，除去包衣后显白色。

【鉴别】　（1）取本品的细粉适量（约相当于阿司匹林0.1g），加水10ml，煮沸，放冷，加三氯化铁试液1滴，即显紫堇色。

（2）在含量测定项下记录的色谱图中，供试品溶液主峰的保留时间应与对照品溶液主峰的保留时间一致。

【检查】 游离水杨酸 除检测波长改为303nm外，照含量测定项下的色谱条件试验。精密称取细粉适量（约相当于阿司匹林0.1g），置100ml量瓶中，用1%冰醋酸甲醇溶液振摇溶解，并稀释至刻度，摇匀，用有机相滤膜（孔径：0.45μ）滤过，立即精密量取续滤液10μl，注入液相色谱仪，记录色谱图；另取水杨酸对照品约15mg，精密称定，置50ml量瓶中，用1%冰醋酸甲醇溶液溶解，并稀释至刻度，摇匀，精密量取5ml，置100ml量瓶中，用1%冰醋酸甲醇溶液稀释至刻度，摇匀，同法测定。按外标法以峰面积计算，含水杨酸不得过阿司匹林标示量的1.5%。

释放度 酸中释放量 取本品，照释放度测定法（《中国药典》2010年版二部附录ⅩD第二法方法1），采用溶出度测定法第一法装置，以0.1mol/L的盐酸溶液为溶出介质（25mg、40mg、50mg规格为600ml，100mg、300mg规格为750ml），转速为每分钟100转，依法操作，经2小时时，取溶液10ml，滤过，照含量测定项下的色谱条件，精密量取续滤液10μl注入液相色谱仪，记录色谱图；另取阿司匹林对照品适量（25mg、40mg、50mg、100mg、300mg规格的取样量分别为17mg、28mg、33mg、13mg、40mg），精密称定，置200ml量瓶中，用1%冰醋酸甲醇溶液溶解并稀释至刻度，摇匀，精密量取5ml，置100ml（25mg、40mg、50mg规格）或25ml（100mg、300mg规格）的量瓶中，用1%冰醋酸甲醇溶液稀释至刻度，摇匀，即得阿司匹林对照品溶液；另取水杨酸对照品适量（25mg、40mg、50mg、100mg、300mg规格的取样量分别为13mg、21mg、26mg、10mg、15mg），精密称定，置200ml量瓶中，用1%冰醋酸甲醇溶液溶解并稀释至刻度，摇匀，精密量取1ml，置200ml（25mg、40mg、50mg规格）、50ml（100mg规格）或25ml（300mg规格）的量瓶中，用1%冰醋酸甲醇溶液稀释至刻度，摇匀，即得水杨酸对照品溶液。分别取上述对照品溶液同法测定，按外标法分别计算出每片的阿司匹林释放量和水杨酸含量，将所测得的水杨酸含量乘以1.304再加上阿司匹林释放量即得本品酸中释放量，限度应不大于阿司匹林标示量的10%。

缓冲液中释放量 酸中释放量检查项下的溶液中继续加入37℃的0.2mol/L磷酸钠溶液（25mg、40mg、50mg规格的溶出介质均为200ml；100mg、300mg规格的溶出介质均为250ml），混匀，用2mol/L盐酸溶液或2mol/L氢氧化钠溶液调节溶液的pH值为6.8±0.05，继续溶出45分钟，取溶液10ml，滤过，照含量测定项下的色谱条件，精密量取续滤液10μl，注入液相色谱仪，记录色谱图。

另精密称取阿司匹林对照品适量（25mg、40mg、50mg、100mg、300mg规格的取样量分别为22mg、35mg、44mg、18mg、25mg），置200ml（25mg、40mg、50mg规格）、50ml（100mg规格）或25ml（300mg规格）的量瓶中，用1%冰醋酸甲醇溶液溶解并稀释至刻度，摇匀，精密量取5ml，置25ml量瓶中，用1%冰醋酸甲醇溶液稀释至刻度，摇匀，即得阿司匹林对照品溶液；另精密称取水杨酸对照品适量（25mg、40mg、50mg、100mg、300mg规格的取样量分别为17mg、26mg、34mg、22mg、16mg），置500ml（25mg、40mg、50mg规格）、200ml（100mg规格）或50ml（300mg规格）的量瓶中，用1%冰醋酸甲醇溶液溶解并稀释至刻度，摇匀，用1%冰醋酸甲醇溶液稀释至刻度，摇匀，精密量取 5ml，置 100ml 量瓶中，用 1% 冰醋酸甲醇溶液稀释至刻度，摇匀，即得水杨酸对照品溶液。分别取上述对照品溶液同法测定，按外标法分别计算出每片的阿司匹林释放量和水杨酸含量，将所测得的水杨酸含量乘以 1.304 再加上阿司匹林释放量即得本品释放量。限度为标示量的 70%，应符合规定（阿司匹林分子量为 180.16，水杨酸分子量为 138.12，校正因子为 1.304）。

其他　应符合片剂项下有关的各项规定（附录 I A）。

【含量测定】　照高效液相色谱法（附录 V D）测定。

色谱条件与系统适用性试验　用十八烷基硅烷键合硅胶为填充剂，以乙腈－四氢呋喃－冰醋酸－水（20：5：5：70）为流动相；检测波长为 276nm。理论板数按阿司匹林峰计算不低于 3000，阿司匹林峰与水杨酸峰分离度应符合要求。

测定法　取本品 20 片，精密称定，充分研细，精密称取细粉适量（约相当于阿司匹林 10mg），置 100ml 量瓶中，用 1% 的冰醋酸甲醇溶液强烈振摇溶解并稀释至刻度，用有机相滤膜（孔径：0.45μ）滤过，精密量取续滤液 10μl，注入液相色谱仪，记录色谱图；另精密称取阿司匹林对照品适量 20mg，精密称定，置 200ml 量瓶中，加 1% 的冰醋酸甲醇溶液强烈振摇溶解并稀释至刻度，摇匀，同法测定。按外标法以峰面积计算，即得。

【类别】　同阿司匹林。

【规格】　①25mg；②40mg；③50mg；④100mg；⑤300mg。

【贮藏】　遮光，密封，在干燥处保存。

复习回顾

与原料药相比，阿司匹林肠溶片的检查项目和方法有什么不同处？为什么？

2. 实验安排

实训程序	实训内容	实训时间	实训形式	备注
实训前准备	查找资料	1.5 学时	2 人一组 分工合作	根据情况 组间合作
	仪器、试药试液准备			
实训过程	取样	2 学时		
	性状			
	鉴别			
	检查	2 学时		
	含量测定	4 学时		
实训总结	检验报告及相关资料书写	0.5 学时		

二、实验准备

1. 试剂

	名称	规格	总耗量	领取人
药品、试剂及耗材				

2. 仪器

	名称	型号	数量	准备情况
实验仪器				

3. 试液配制

根据：《中国药典》2010 年版二部附录 XV B

《中华人民共和国国家标准（GB – T 601 – 2002）》化学试剂标准滴定溶液的制备

试液	配制方法	配制人

还有什么不明白的? 寻找解决办法!

我的困难	解决途径

三、检验过程

(一) 外观性状

取一定量供试品, 置白色纸上用肉眼仔细观察其颜色、形状, 是否外观光洁、无缺陷、无松片、无裂片、无麻面、无斑点等现象。本品为白色片, 应符合规定。

(二) 鉴别

(1) 取本品的细粉适量 (约相当于阿司匹林 0.1g), 加水 10ml, 煮沸, 放冷, 加三氯化铁试液 1 滴, 即显紫堇色, 结果应符合规定。

(2) 高效液相色谱法在含量测定项下记录的色谱图中, 比较供试品溶液主峰的保留时间应与对照品溶液主峰的保留时间应一致, 结果应符合规定。

(三) 检查

1. 游离水杨酸

照高效液相色谱法 (附录 V D) 测定

(1) 回顾: 阿司匹林原料药中游离水杨酸的检查方法、原理和计算。

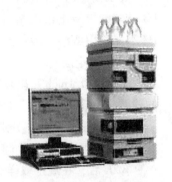

(2) 色谱条件与系统适用性试验

色谱柱: 十八烷基硅烷键合硅胶填充柱。

流动相: 乙腈-四氢呋喃-冰醋酸-水 (20:5:5:70)。

检测波长: 303nm。

理论塔板数: 按水杨酸峰计算不低于 3000, 阿司匹林主峰与水杨酸主峰分离度应符合要求。

分离度: 阿司匹林主峰与水杨酸主峰分离度应符合要求。

(3) 测定法

供试品溶液的制备 取本品适量 (约相当于阿司匹林 0.1g), 精密称定, 置 100ml 量瓶中, 加 1% 冰醋酸甲醇溶液适量, 振摇使溶解, 并稀释至刻度, 摇匀, 即得 (临用前新配)。在注入色谱柱前, 一般应经适宜的 0.45μm 的滤膜过滤。

对照品溶液的制备 取水杨酸对照品约 15mg, 精密称定, 置 50ml 量瓶中, 加 1% 冰醋酸甲醇溶液适量使溶解, 并稀释至刻度, 摇匀; 精密量取 5ml, 置 50ml 量瓶中, 用 1% 冰醋酸甲醇溶液稀释至刻度, 摇匀, 即得。在注入色谱柱前, 一般应经适宜的 0.45μm 的滤膜过滤。

精密量取供试品溶液、对照品溶液续滤液各 10μl, 分别注入液相色谱仪, 记录色谱图。

（4）结果判定

供试品溶液色谱图中如显水杨酸色谱峰，按外标法以峰面积计算，含水杨酸不得过阿司匹林标示量的 1.5%。

2. 释放度（以标示量为 100mg 的样品为例）——酸中释放度

（1）关键点

方法： 释放度测定法

（附录 Ⅹ D 第二法方法 1）

装置： 溶出度测定法第一法装置

溶出介质： 0.1mol/L 的盐酸溶液 750ml

转速： 100r/min

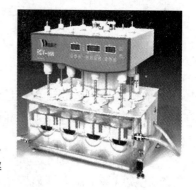

（2）对照品的配制

①阿司匹林对照品溶液　取阿司匹林对照品 13mg，精密称定，置 200ml 量瓶中，用 1% 冰醋酸甲醇溶液溶解并稀释至刻度，摇匀，精密量取 5ml，置 25ml 的量瓶中，用 1% 冰醋酸甲醇溶液稀释至刻度，摇匀，过滤，即得。

②水杨酸对照品溶液　取水杨酸对照品 10mg，精密称定，置 200ml 量瓶中，用 1% 冰醋酸甲醇溶液溶解并稀释至刻度，摇匀，精密量取 1ml，置 50ml 的量瓶中，用 1% 冰醋酸甲醇溶液稀释至刻度，摇匀，过滤，即得。

（3）测定法

①量取 0.1mol/L 盐酸溶液 750ml，注入每个溶出杯，实际量取的体积与规定体积的偏差应不超过 ±1%，加热，使溶出介质温度恒定在 37℃ ±0.5℃。

②取供试品 6 片，分别投入 6 个干燥的转篮内，将转篮降入溶出杯中（注意供试品表面上不要有气泡）。调节转速 100r/min，立即启动仪器。

③2h 后，在规定取样点于 6 个溶出杯中分别吸取溶液 10ml，滤过，得样品溶液以待测定（注意自取样至滤过应在 30s 内完成）。

④分别精密量取续样品滤液和两种对照品溶液各 10μl，照含量测定项下的色谱条件，注入液相色谱仪，记录色谱图。

⑤按外标法分别计算出每片的阿司匹林释放量和水杨酸标示量含量，将所测得的水杨酸含量乘以 1.304 再加上阿司匹林释放量即得阿司匹林酸中释放量。

$$含量\% = \frac{A_{样}}{A_{对}} \times C_{对} \times \frac{750}{标示量} \times 100\%$$

$$释放量\% = 阿司匹林含量\% + 水杨酸含量\% \times 1.304$$

（4）结果判断

阿司匹林释放限度应不大于阿司匹林标示量的 10%。

缓冲液中释放度

（1）关键点　同"酸中释放度"一致

（2）对照品的配制

阿司匹林对照品溶液　取阿司匹林对照品 18mg，精密称定，置 50ml 量瓶中，用

1% 冰醋酸甲醇溶液溶解并稀释至刻度，摇匀，精密量取 5ml，置 25ml 的量瓶中，用 1% 冰醋酸甲醇溶液稀释至刻度，摇匀，过滤，即得。

水杨酸对照品溶液 取水杨酸对照品 22mg，精密称定，置 200ml 量瓶中，用 1% 冰醋酸甲醇溶液溶解并稀释至刻度，摇匀，精密量取 5ml，置 100ml 的量瓶中，用 1% 冰醋酸甲醇溶液稀释至刻度，摇匀，过滤，即得。

（3）测定法

①于"酸中释放度"检查项下取完样的酸液中，立即加入温度为 37℃ ±0.5℃ 加入 0.2mol/L 磷酸钠溶液 250ml（必要时用 2mol/L 盐酸溶液或 2mol/L 氢氧化钠溶液调节 pH 值至 6.8）。

②继续释放 45min 后，在规定取样点于 6 个溶出杯中分别吸取溶液 10ml，滤过，得样品溶液以待测定（注意自取样至滤过应在 30s 内完成）。

④分别精密量取续样品滤液和两种对照品溶液各 10μl，照含量测定项下的色谱条件，注入液相色谱仪，记录色谱图。

⑤按外标法分别计算出每片的阿司匹林释放量和水杨酸标示量含量，将所测得的水杨酸含量乘以 1.304 再加上阿司匹林释放量即得阿司匹林酸中释放量。

$$含量\% = \frac{A_{样}}{A_{对}} \times C_{对} \times \frac{750}{标示量} \times 100\%$$

$$释放量\% = 阿司匹林含量\% + 水杨酸含量\% \times 1.304$$

（4）结果判断

阿司匹林释放限度应不低于阿司匹林标示量的 70%，结果应符合规定。

知识拓展

释放度测定法

1. 简述

1.1 释放度测定法（《中国药典》2010 年版二部附录 X D）系指测定药物从缓释制剂、控释制剂、肠溶制剂及透皮贴剂等在规定条件下释放的速率和程度。它是评价药物质量的一个指标，是模拟体内消化道条件，用规定的仪器，在规定的温度、介质、搅拌速率等条件下，对制剂进行药物释放速率试验，用以监测产品的生产工艺，以达到控制产品质量的目的。

1.2 《中国药典》2010 年版二部收载三种测定方法：第一法用于缓释制剂或控释制剂，第二法用于肠溶制剂，第三法用于透皮贴剂。

1.3 凡检查释放度的制剂，不再进行崩解时限检查。

2. 仪器装置

2.1 第一法与第二法均采用溶出度测定法（《中国药典》2010 年版二部附录 XC）项下所示的仪器装置。

2.2 用于透皮贴剂的第三法，其搅拌桨与溶出杯按溶出度测定法第二法（《中国药典》2010 年版二部附录 X C 第二法），并与网碟组成其桨碟装置。

3. 第一法用于缓释制剂或控释制剂

3.1 测定法 照各品种中"释放度"项下方法测定，在规定取样时间点，吸取溶液适量，滤过，自取样至滤过应在30s内完成，及时补充相同体积相同温度的溶出介质。照各品种项下规定的方法测定，计算每片（粒）的释放量和6片（粒）的平均释放量。

3.2 结果判定

3.2.1 除另有规定外，符合下述条件之一者，可判为符合规定：

（1）6片（粒）中，每片（粒）每个时间点测得的释放量按标示量计算，均不超出规定范围；

（2）片（粒）中，每个时间点测得的释放量，如有1.2片（粒）超出规定范围，但未超出规定范围10%，且每个时间点测得的平均释放量未超出规定范围；

（3）6片（粒）中，每个时间点测得的释放量，如有1.2片（粒）超出规定范围，其中仅有1片（粒）超出规定范围10%，但未超出规定范围20%，且其平均释放量未超出规定范围，应另取6片（粒）复试；初、复试的1片（粒）中，每个时间点测得的释放量，如有1.3片（粒）超出规定范围，其中仅有1片（粒）超出规定范围10%，但未超出规定范围20%，且其平均释放量未超出规定范围。

3.3 注意事项 操作注意点同溶出度测定法。

4. 第二法用于肠溶制剂

4.1 该方法又分为（一）法和（二）法，应按各品种正文项下的规定选择。

4.2 测定方法

4.2.1 （一）法

4.2.1.1 酸中释放量测定 除另有规定外，量取0.1mol/L盐酸溶液750ml，注入每个溶出杯，实际量取的体积与规定体积的偏差应不超过±1%，待溶出介质温度恒定在37℃±0.5℃后，取供试品6片（粒），如为篮法，分别投入6个干燥的转篮内，将转篮降入溶出杯中；如为桨法，分别投入6个溶出杯内（当在正文项下规定需要使用沉降篮或其他沉降装置时，可将片剂或胶囊剂先装入规定的沉降装置内），注意供试品表面上不要有气泡，按各品种项下规定的转速启动仪器，2h后在规定取样点吸取溶液适量，滤过，自取样至滤过应在30s内完成。按各品种项下规定的方法测定，计算每片（粒）的酸中释放量。

4.2.1.2 缓冲液中释放量测定 于上述酸液中加入0.2mol/L磷酸钠溶液250ml（必要时用2mol/L盐酸溶液或2mol/L氢氧化钠溶液调节pH值至6.8），继续运转45min，或按各品种项下规定的时间，在规定取样点吸取溶液适量，滤过，自取样至滤过应在30s内完成。按各品种项下规定的方法测定，计算每片（粒）的缓冲液中释放量。

4.3 结果判定 除另有规定外，判为符合规定者如下。

酸中释放量：

（1）6片（粒）中的每片（粒）释放量均应不大于标示量的10%；

（2）6片（粒）中有1.2片（粒）大于10%，但其平均释放量不大于10%。

缓冲液中释放量：

（1）6片（粒）中的每片（粒）释放量按标示量计算应不低于规定限度（Q），除另有规定外，限度（Q）应为标示量的70%；

（2）6片（粒）中仅有1.2片（粒）低于规定限度，但不低于Q－10%，且其平均释放量不低于规定限度；

（3）6片（粒）中如有1~2片（粒）低于规定限度Q，其中仅有1片（粒）低于Q－10%，但不低于Q－20%，且其平均释放量不低于规定限度Q时，应另取6片（粒）复试；初、复试的12片（粒）中，如有1~3片（粒）低于规定限度Q，其中仅有1片（粒）低于Q－10%，但不低于Q－20%，且其平均释放量不低于规定限度。

4.4 注意事项

4.4.1 缓冲液中释放量测定中，应注意介质pH值的准确性，必须按规定调节至6.8±0.05。

4.4.2 如采用（二）法，在更换溶剂时应在尽量短的时间内完成，避免时间过长而使样品表面干燥而影响在缓冲液中的释放。

《中国药品检验标准操作规范》2010年版

（四）含量测定

1. 色谱条件与系统适用性试验

色谱柱：十八烷基硅烷键合硅胶填充柱

流动相：乙腈－四氢呋喃－冰醋酸－水（20：5：5：70）

检测波长：276nm

理论塔板数：按水杨酸峰计算不低于3000，阿司匹林主峰与水杨酸主峰分离度应符合要求

分离度：阿司匹林主峰与水杨酸主峰分离度应符合要求

2. 测定法

供试品溶液的制备 取本品20片，精密称定，充分研细，精密称取细粉适量（约相当于阿司匹林10mg），置100ml量瓶中，用1%的冰醋酸甲醇溶液强烈振摇溶解并稀释至刻度，用有机相滤膜（孔径：0.45μm）滤过即得。

对照品溶液的制备称 取阿司匹林对照品20mg，精密称定，置200ml量瓶中，加1%的冰醋酸甲醇溶液强烈振摇溶解并稀释至刻度，摇匀，用有机相滤膜（孔径：0.45μm）滤过即得。

精密量取供试品溶液、对照品溶液各10μl，分别注入液相色谱仪，记录色谱图。

3. 结果计算

按外标法以峰面积计算供试品中 $C_9H_8O_4$ 的含量。

$$含量\% = \frac{A_x}{A_r} \times C_r \times V_x \times \frac{平均片重}{取样量 \times 标示量} \times 100\%$$

式中：A_x 为供试品峰面积；C_x 为供试品的浓度；

A_r 为对照物质的峰面积；C_r 为对照物质的浓度。

4. 结果判断

本品含阿司匹林（$C_9H_8O_4$）为标示量的 93.0% ~ 107.0%，应符合规定。

四、结果分析及检验报告

按规定要求进行原始记录、数据处理并填写检验报告书（记录见附表）。

五、思考

1. 简述本品的鉴别方法及原理。
2. 简述释放度测定的操作要点。

实验十四　葡萄糖酸钙注射液质量检验

一、资料与分析

1. 资料一：了解注射剂

注射剂（图4-7）系指药物制成的供注入体内的无菌溶液（包括乳浊液和混悬液）以及供临用前配成溶液或混悬液的无菌粉末或浓溶液。

注射剂作用迅速可靠，不受 ph、酶、食物等影响，无首过效应，可发挥全身或局部定位作用，适用于不宜口服药物和不能口服的病人，但注射剂研制和生产过程复杂，安全性及机体适应性差，成本较高。

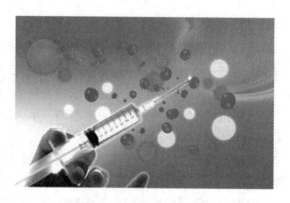

图4-7　注射剂示意图

2. 资料二：注射剂中常用附加剂

（1）pH 调节剂：盐酸、氢氧化钠、碳酸氢钠、醋酸 - 醋酸钠缓冲剂等。增加稳定性和溶解度，减少刺激性。

（2）表面活性剂：聚山梨酯类（吐温类）、泊洛沙姆（普朗尼克）、卵磷脂等，可用作增溶剂、润湿剂、乳化剂使用。

（3）助悬剂：明胶、MC、CMC - Na 等，混悬型用。

（4）延缓药物氧化的附加剂：抗氧剂亚硫酸氢钠（中性）、焦亚硫酸钠（酸性）、硫代硫酸钠（碱性）；螯和剂 EDTA - 2Na；惰性气体二氧化碳、氮气。

（5）等渗调节剂：氯化钠、葡萄糖

（6）局部止痛剂：盐酸普鲁卡因、利多卡因、苯甲醇、三氯叔丁醇等。用于肌肉和皮下注射时产生疼痛的制剂。

（7）抑菌剂：三氯叔丁醇、苯甲醇、硫柳汞等。

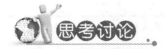

思考讨论

你认为葡萄糖酸钙注射液和乳酸钙片的检验有何区别？有没有可以借鉴的地方？

3. **资料三：参考质量标准——中国药典（2010 年版）**

葡萄糖酸钙注射液

Putaotangsuangai Zhusheye

Calcium Gluconate Injection

本品为葡萄糖酸钙的灭菌水溶液。含葡萄糖酸钙（$C_{12}H_{22}CaO_{14} \cdot H_2O$）应为标示量的 97.0% ~ 107.0%。本品中需添加钙盐或其他适宜的稳定剂，但加入的钙盐按钙（Ca）计算，不得超过葡萄糖酸钙中含有钙量的 5.0%。

【性状】 本品为无色的澄明液体。

【鉴别】 取本品适量，照葡萄糖酸钙项下的鉴别（1）、（4）项试验，显相同的反应。

【检查】**pH 值** 应为 4.0 ~ 7.5（附录 Ⅵ H）。

蔗糖或还原糖类 取本品适量（约相当于葡萄糖酸钙 0.5g），加水 5ml，加稀盐酸 2ml，煮沸 2 分钟，放冷，加碳酸钠试液 5ml，静置 5min，用水稀释使成 20ml，滤过；分取滤液 5ml，加碱性酒石酸铜试液 2ml，煮沸 1min，2min 内不得生成红色。

重金属 取本品适量（约相当于葡萄糖酸钙 1.0g），加 1mol/L 盐酸溶液 2ml 与水适量使成 25ml，依法检查（附录 Ⅷ H 第一法），含重金属不得过百万分之十五。

细菌内毒素 取本品，依法检查（附录 Ⅺ E），每 1mg 葡萄糖酸钙中含内毒素的量应小于 0.17EU。

其他 应符合注射剂项下有关的各项规定（附录 Ⅰ B）。

【含量测定】 精密量取本品适量（约相当于葡萄糖酸钙 0.5g），置锥形瓶中，用水稀释使成 100ml，照葡萄糖酸钙含量测定项下的方法，自"加氢氧化钠试液 15ml"起，依法测定。每 1ml 乙二胺四醋酸二钠滴定液（0.05mol/L）相当于 22.42mg $C_{12}H_{22}CaO_{14} \cdot H_2O$。

【类别】 同葡萄糖酸钙。

【规格】 ①10ml：0.5g；②10ml：1g。

【贮藏】 密闭保存。

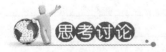

思考讨论

与"乳酸钙片的质量检验项目"有哪些异同？

4. 资料四：实验安排

实训程序	实训内容	实训时间	实训形式	备注
实训前准备	查找资料	1 学时		
	仪器、试药试液准备			
实训过程	取样	1.5 学时	2 人一组分工合作	根据情况，组间合作
	性状			
	鉴别			
	检查	2 学时		
	含量测定	2 学时		
实训总结	检验报告及相关资料书写	0.5 学时		

二、实验准备

1. 试剂

	名称	规格	总耗量	领取人
药品试剂及耗材				

2. 仪器

	名称	型号	数量	准备情况
实验仪器				

3. 试液配制

根据:《中国药典》2010 年版二部附录 XV B

《中华人民共和国国家标准（GB－T 601－2002）》化学试剂标准滴定溶液的制备

试液	配制方法	配制人

知识链接

乙二胺四醋酸二钠滴定液（0.05mol/L）的配制与标定

$$C_{10}H_{14}N_2Na_2O_8 \cdot 2H_2O = 372.24 \qquad 18.61g \rightarrow 1000ml$$

【配制】 取乙二胺四醋酸二钠 19g，加适量水使溶解成 1000ml，摇匀。

【标定】 取于约 800℃ 灼烧至恒重的基准氧化锌 0.12g，精密称定，加稀盐酸 3ml 使溶解，加水 25ml，加 0.025% 甲基红的乙醇溶液 1 滴，滴加氨试液至溶液显微黄色，加水 25ml 与氨－氯化铵缓冲液（pH 10.0）10ml，再加铬黑 T 指示剂少量，用本液滴定至溶液由紫色变为纯蓝色，并将滴定的结果用空白试验校正。每 1ml 乙二胺四醋酸二钠滴定液（0.05mol/L），相当于 4.069mg 的氧化锌。根据本液的消耗量与氧化锌的取用量，算出本液的浓度，即得。

【贮藏】 置玻璃塞瓶中，避免与橡皮塞、橡皮管等接触。

【有关注释及注意事项】

（1）配制过程中，乙二胺四醋酸二钠不易即时完全溶解，可采用加热促使其完全溶解，或在配制放置数日后再行标定。

（2）氧化锌在空气中能缓缓吸收二氧化碳，因此对标定中的基准氧化锌，要强调经 800℃ 灼烧至恒重。具体操作为：取基准氧化锌约 1g，用玛瑙研钵研细，置具盖磁坩埚中，于 800℃ 灼烧至恒重；移置称重量瓶中，密盖，贮于干燥器中备用。

（3）滴定时溶液的 pH 值要较严控制，因此在基准氧化锌加稀盐酸 3ml（不宜过多）溶解并加水 25ml 稀释后，应以甲基红为指示剂，滴加氨试液以中和多于的稀盐酸，而后再加水 25ml 与氨－氯化铵缓冲液（pH 10.0）10ml，才能控制溶液的 pH 值为 10 左右。

（4）铬黑 T 在水或醇溶液中不稳定，故规定采用固体粉末状的铬黑 T 指示剂，而不采用指示液。

（5）滴定至终点时，滴定液要逐滴加入，并充分摇匀，以防终点滴过。

（6）由于在加入的试剂中可能混杂有金属离子而消耗滴定液，因此需将滴定的结果用空白试验校正。

（7）乙二胺四醋酸二钠滴定液（0.05mol/L）的"F"值按下式计算：

$$F = \frac{m}{(V_1 - V_2) \times 4.069}$$

式中：m 为基准氧化锌的称取量（mg）；

V_1 为滴定中本滴定液的用量（ml）；

V_2 为空白试验中本滴定液的用量（ml）；

4.069 为与每 1ml 的乙二胺四醋酸二钠滴定液（0.05mol/L）相当以毫克表示的氧化锌的质量。上式中如将 F 改以浓度 C（mol/L）计，则式中的"4.069"应该为"81.38"。

（8）乙二胺四醋酸二钠滴定液应贮于具玻璃塞的玻璃瓶中保存，避免与橡皮管、橡皮塞等接触。

还有什么不明白的？寻找解决办法！

我的困难	解决途径

三、检验过程（使用制剂规格 10ml：0.5g）

（一）外观性状

取本品，除去包装后观察，本品为为无色的澄明液体，应符合规定。

（二）鉴别

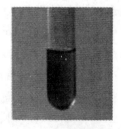

1. 取本品 2ml（约相当于葡萄糖酸钙 0.1g），加水 5ml 溶解后，加三氯化铁试液 1 滴，应显深黄色（图 4 - 8）。

2. 本品的水溶液显钙盐的鉴别反应。

图 4 - 8 溶解鉴别反应

知识拓展

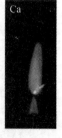

钙盐的鉴别反应

（1）取铂丝，用盐酸湿润后，蘸取供试品，在无色火焰中燃烧，火焰即显砖红色（图 1）。

（2）取供试品溶液 5ml，置 100ml 容量瓶中，用水稀释至刻度。

加甲基红指示液 2 滴，用氨试液中和，再滴加盐酸至恰呈酸性，加草酸

图 1

铵试液，应即生成白色沉淀；分离，沉淀不溶于醋酸，但可溶于盐酸。

（三）检查

1. pH 值

取本品，测定其 pH 值，应符合规定。

知识拓展

酸度计使用注意事项

（1）一般情况下，仪器在连续使用时，每天要标定一次；一般在 24 小时内仪器不需再标定。（2）使用前要拉下电极上端的橡皮套使其露出上端小孔。

（3）标定的缓冲溶液一般第一次用 pH = 6.86 的溶液，第二次用接近被测溶液 pH 值的缓冲液，如被测溶液为酸性时，缓冲液应选 pH = 4.00；如被测溶液为碱性时则选 pH = 9.18 的缓冲液。

（4）测量时，电极的引入导线应保持静止，否则会引起测量不稳定。

（5）电极切忌浸泡在蒸馏水中。

（6）保持电极球泡的湿润，如果发现干枯，在使用前应在 3mol/L 氯化钾溶液或微酸性的溶液中浸泡几小时，以降低电极的不对称电位。

2. 蔗糖或还原糖类

取本品 10ml（约相当于葡萄糖酸钙 0.5g），加水 5ml，加稀盐酸 2ml，煮沸 2min，放冷，加碳酸钠试液 5ml，静置 5min，用水稀释使成 20ml，滤过；分取滤液 5ml，加碱性酒石酸铜试液 2ml，煮沸 1min，2min 内不得生成红色，应符合规定。

3. 重金属

取本品 20ml（约相当于葡萄糖酸钙 1.0g），加 1mol/L 盐酸溶液 2ml 与水适量使成 25ml，依法检查，含重金属不得过百万分之十五。

4. 细菌内毒素

取本品，依法检查，每 1mg 葡萄糖酸钙中含内毒素的量应小于 0.17EU。

5. 其他

注射剂除应按药典品种项下规定的检验项目外，还应检查"装量"或"装量差异"、"可见异物（澄明度）"和"无菌"。静脉用注射剂应加查"热原"或"细菌内毒素"；溶液型静脉用注射液、溶液型静脉注射用粉末及注射用浓溶液应加查"不溶性微粒"。

（1）装量

（2）可见异物

可见异物是指存在于注射剂、滴眼剂中，在规定条件下目视可以观测到的任何不溶性物质，其粒径或长度通常大于 50μm。《中国药典》2010 年版二部附录中采用了灯检法和光散射法两种检查方法。

知识拓展

装量检查

1. 简述

1.1　本法适用于 50ml 及 50ml 以下的单剂量注射液的装量检查，其目的在于保证单剂量注射液的注射用量不少于标示量，以达到临床用药剂量要求。

1.2　标示装量为 50ml 以上的注射液和注射用浓溶液，按最低装量检查法标准操作规范检查，应符合规定。

1.3　凡规定检查含量均匀度的注射液（如塞替派注射液），可不进行"装量"检查。

2. 仪器与用具

2.1　注射器及注射针头。

2.2　量具（量入型）规格 1、2、5、10、20 及 50ml 的量具，均应预经标化。

3. 操作方法

3.1　按下表规定取用量抽取供试品。

标示装量	供试品取用量（支）
2ml 或 2ml 以下	5
2ml 以上至 50ml	3

3.2　取供试品，擦净瓶外壁，轻弹瓶颈部使液体全部下落，小心开启，将每支内容物分别用相应体积的干燥注射器（包括注射器针头）抽尽，注入预经标化的量具内，在室温下检视。

3.3　如供试品为油溶液或混悬液时，检查前应先微温摇匀，立即按 3.2 项下方法操作，并冷至室温后检视。

4. 注意事项

4.1　所用注射器及量具必须洁净、干燥并经定期校正；其最大容量应与供试品的标示装量相一致，或使待测体积至少占其额定体积的 40%。

4.2　注射器应配上适宜号数的注射针头，其大小与临床使用情况相近为宜。

5. 记录与计算

主要记录室温，抽取供试品支数，供试品的标示装量，每支供试品的实测装量。

6. 结果与判定

每支注射液的装量均不得少于其标示装量（准确至标示装量的百分之一）；如有少于其标示装量者，即判为不符合规定。

《中国药品检验标准操作规范》2010 年版

（3）无菌

照无菌检查法标准操作规范检查，应符合规定。

（四）含量测定

精密量取本品 10.00ml（约相当于葡萄糖酸钙 0.5g），置锥形瓶中，用水稀释使成 100ml，加氢氧化钠试液 15ml 与钙紫红素指示剂 0.1g，用乙二胺四醋酸二钠滴定液（0.05mol/L）滴定至溶液自紫色转变为纯蓝色。平行测定 3 份。每 1ml 乙二胺四醋酸二钠滴定液（0.05mol/L）相当于 22.42mg $C_{12}H_{22}CaO_{14} \cdot H_2O$。

知识拓展

钙紫红素指示剂

钙紫红素，紫黑色粉末。在 pH = 12 ~ 14 之间显蓝色，与 Ca^{2+} 形成红色络合物，用于钙镁混合物中钙的测定，终点变色较铬黑 T 敏锐。在此 pH 值时，由于生成的氢氧化镁测定吸附钙指示剂，故应在用氢氧化钠调节酸度后再加指示剂。由于钙指示剂的水溶液或乙醇溶液都不稳定，所以通常是与干燥的无水硫酸钠混合后直接将固体加入待测溶液中使用（取钙紫红素 0.1g，加无水硫酸钠 10g，研磨均匀，即得）。

四、结果分析及检验报告

按规定要求进行原始记录、数据处理并填写检验报告书（记录见附表）。

五、思考

1. 为什么葡萄糖酸钙注射液加入三氯化铁试液之后显深黄色？
2. 在进行焰色反应是应注意哪些条件？
3. 做重金属检查时应注意什么问题？
4. 是否乳酸钙片剂也可以按照此含量测定的方法进行检验？在检验中，应注意什么？

实验十五 维生素 C 注射液质量检验

一、资料与分析

1. 资料一：维生素 C 的性质

分子式：$C_6H_8O_6$ 分子量：176.13

IUPAC 名：2，3，5，6 – 四羟基 – 2 – 己烯酸 – 4 – 内酯

酸性，具有较强的还原性，加热或在溶液中易氧化分解，在碱性条件下更易被氧化，为己糖衍生物。

维生素 C

2. 资料二：参考质量标准——《中国药典》（2010 年版）

维生素 C 注射液

Weishengsu C Zhusheye

Vitamin C Injection

本品为维生素 C 的灭菌水溶液。含维生素 C（$C_6H_8O_6$）应为标示量的 93.0% ~ 107.0%。

【性状】 本品为无色至微黄色的澄明液体。

【鉴别】 （1）取本品，用水稀释制成 1ml 中含维生素 C10mg 的溶液，取 4ml，加 0.1mol/L 的盐酸溶液 4ml，混匀，加 0.05% 亚甲基蓝乙醇溶液 4 滴，置 40℃ 水浴中加热，3min 内溶液应由深蓝色变为浅蓝色或完全褪色。

（2）取本品，用水稀释制成 1ml 中含维生素 C 1mg 的溶液，作为供试品溶液；另取维生素 C 对照品，加水溶解并稀释制成 1ml 中约含 1mg 的溶液，作为对照品溶液。照薄层色谱法（附录ⅤB）试验，吸取上述两种溶液各 2μl，分别点于同一硅胶 GF$_{254}$ 薄层板上，以乙酸乙酯 – 乙醇 – 水（5：4：1）为展开剂，展开，晾干，立即（1 小时内）置紫外光灯（254nm）下检视。供试品溶液所显主斑点的位置和颜色应与对照品溶液的主斑点相同。

【检查】**pH 值** 应为 5.0 ~ 7.0（附录ⅥH）。

颜色 取本品，加水稀释成每 1ml 中含维生素 C 50mg 的溶液，照紫外 – 可见分光光度法（附录ⅣA），在 420nm 的波长处测定，吸光度不得过 0.06。

草酸 取本品，用水稀释制成每 1ml 中含维生素 C50mg 的溶液，精密量取 5ml，加稀醋酸 1ml 与氯化钙试液 0.5ml，摇匀，放置 1 小时，作为供试品溶液；精密称取草酸 75mg，置 500ml 量瓶中，加水溶解并稀释至刻度，摇匀，精密量取 5ml，加稀醋酸 1ml 与氯化钙试液 0.5ml，摇匀，放置 1h，作为对照溶液。供试品溶液产生的浑浊不得浓于对照溶液（0.3%）。

细菌内毒素 取本品，依法检查（附录ⅪE），每 1ml 中含内毒素量应小于 0.020EU。

其他 应符合注射剂项下有关的各项规定（附录ⅠB）。

【含量测定】 精密量取本品适量（约相当于维生素 C 0.2g），加水 15ml 与丙酮 2ml，摇匀，放置 5min，加稀醋酸 4ml 与淀粉指示液 1ml，用碘滴定液（0.05mol/L）滴定，至溶液显蓝色并持续 30s 钟不褪。每 1ml 碘滴定液（0.05mol/L）相当于 8.806mg 的 $C_6H_8O_6$。

【类别】 同维生素 C。

【规格】 ①1ml：0.25g； ②2ml：0.1g； ③2ml：0.25g； ④2ml：0.5g； ⑤2ml：1g； ⑥2.5ml：1g； ⑦5ml：0.5g； ⑧5ml：1g； ⑨10ml：1g； ⑩10ml：2g； ⑪20ml：2.5g

【贮藏】 遮光，密闭保存。

3. 资料三：实验安排

实训程序	实训内容	实训时间	实训形式	备注
实训前准备	查找资料	1 学时	2 人一组 分工合作	根据情况，组间合作
	仪器、试药试液准备			
实训过程	取样	1.5 学时		
	性状			
	鉴别			
	检查	2 学时		
	含量测定	2 学时		
实训总结	检验报告及相关资料书写	0.5 学时		

二、实验准备

1. 试剂

	名称	规格	总耗量	领取人
药品试剂及耗材				

2. 仪器

	名称	型号	数量	准备情况
实验仪器				

3. 试液配制

根据：《中国药典》2010 年版一部附录 XV B

《中华人民共和国国家标准（GB - T 601 - 2002）》化学试剂标准滴定溶液的制备

试液	配制方法	配制人

还有什么不明白的？寻找解决办法！

我的困难	解决途径

三、检验过程（2ml∶0.5g）

（一）外观性状

取本品，观察注射液的色泽和澄明度，本品为无色或微黄色的澄明液体，应符合规定。

知识链接

注射剂性状描述

药典中对性状中颜色的要求与检查项中颜色的要求是不同的，不能采用相同的方法来检查性状中颜色。

一般注射液性状主要描述肉眼可观察到的样品的颜色（如无色、淡黄色等等）、状态（如澄清、混悬）等外观状态，其检查方法是直接肉眼观察并直接判定，这与澄清度、颜色等检查项目不同。

（二）鉴别

1. 取本品 4ml，至 100ml 容量瓶中，用水稀释至刻度。取该溶液 4ml，加 0.1mol/L 的盐酸溶液 4ml，混匀，加 0.05% 亚甲基蓝乙醇溶液 4 滴，置 40℃ 水浴中加热，3min 内溶液应由深蓝色变为浅蓝色或完全褪色。

2. 薄层色谱法

（1）关键点

供试品溶液：取鉴别 1 中配置好的溶液 10ml，至 100ml 容量瓶中，用水稀释至刻度，制成 1ml 中含维生素 C1mg 的溶液；

对照品溶液：另取维生素 C 对照品 10mg，溶解并转移至 10ml 容量瓶中，加水稀释至刻度，制成 1ml 中约含 1mg 的溶液；

展开剂：乙酸乙酯 – 乙醇 – 水（5：4：1）；

点样量：两种溶液各 2μl；

显色方法：1 小时内置紫外光灯（254nm）下检视。

（2）结果判断

供试品溶液所显主斑点的位置和颜色应与对照品溶液的主斑点相同。

知识拓展

复习回顾——薄层色谱分析步骤

1. 制板

一般选用适当规格的表面光滑平整的玻璃板。常用的薄层板规格有：10cm×20cm、5cm×20cm、20cm×20cm 等。

称取适量硅胶，加入 0.2%～0.5% 羧甲基纤维素钠溶液（CMC – Na），充分搅拌均匀，进行制板。一般来说 10cm×20cm 的玻璃板，3～5g 硅胶/块；硅胶与羧甲基纤维素钠的比例一般为 1：2～1：4。制好的玻璃板放于水平台上，注意防尘。在空气中自然干燥后，置 110℃ 烘箱中烘 0.5～1h，取出，放凉，并将其放于紫外光灯（254nm）下检视，薄层板应无花斑、水印，方可备用。

2. 点样

用微量进样器进行点样。点样，先用铅笔在层析上距末端 1cm 处轻轻画一横线，然后用毛细管吸取样液在横线上轻轻点样，如果要重新点样，一定要等前一次点样残余的溶剂挥发后再点样，以免点样斑点过。一般斑点直径大于 2mm，不宜超过 5mm. 底线距基线 1～2.5cm，点间距离为 1cm 左右，样点与玻璃边缘距离至少 1cm，为防止边缘效应，可将薄层板两边刮去 1～2cm，再进行点样。

3. 展开

将点了样的薄层板放在盛在有展开剂的展开槽中，由于毛细管作用，展开溶剂在薄层板上缓慢前进，前进至一定距离后，取出薄层板，样品组分固移动速度不同而彼此分离。

①展开室应预饱和。为达到饱和效果，可在室中加入足够量的展开剂；或者在壁上贴两条与室一样高、宽的滤纸条，一端浸入展开剂中，密封室顶的盖。

②展开剂一般为两种以上互溶的有机溶剂，并且临用时新配为宜。

③薄层板点样后，应待溶剂挥发完，再放人展开室中展开。

④展开应密闭，展距一般为 8～15cm。薄层板放入展开室时，展开剂不能没过样

点。一般情况下，展开剂浸入薄层下端的高度不宜超过 0.5cm。

⑤展开剂每次展开后，都需要换，不能重复使用。

⑥展开后的薄层板用适当的方法，使溶剂挥发完全，然后进行检视。

⑦Rf 值一般控制在 0.3~0.8，当 Rf 值很大或很小时，应适当改变流动相的比例。

（4）斑点的检出

展开后的薄层板经过干燥后，常用紫外光灯照射或用显色剂显色检出斑点。对于无色组分，在用显色剂时，显色剂喷洒要均匀，量要适度。紫外光灯的功率越大，暗室越暗，检出效果就越好。

（三）检查

1. pH 值

取本品，测定其 pH 值（图 4-9），应符合规定。

2. 颜色

取本品 10ml，置 50ml 容量瓶中，加水稀释至刻度，摇匀，照紫外可见分光光度法，以水为空白，在 420nm 的波长处测定，吸光度不得过 0.06，应符合规定。

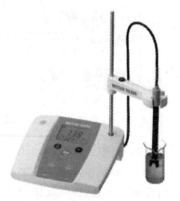

图 4-9 pH 计

3. 草酸

取检查（2）中的溶液，精密量取 5ml，加稀醋酸 1ml 与氯化钙试液 0.5ml，摇匀，放置 1h，作为供试品溶液；精密称取草酸 75mg，置 500ml 量瓶中，加水溶解并稀释至刻度，摇匀，精密量取 5ml，加稀醋酸 1ml 与氯化钙试液 0.5ml，摇匀，放置 1h，作为对照溶液。供试品溶液产生的浑浊不得浓于对照溶液（0.3%）。

4. 细菌内毒素

取本品，依法检查，每 1ml 中含内毒素量应小于 0.020EU。

5. 装量

取供试品 3 支，开启时注意避免损失，将内容物分别用 2ml 的干燥注射器及注射针头抽尽，然后注入经标化的量具内（量具的大小应使待测体积至少占其额定体积的 40%），在室温下检视。每支的装量均不得少于 2ml，应符合规定。

6. 可见异物

按可见异物检查方法检查（图 4-10），应符合规定。

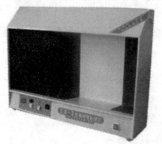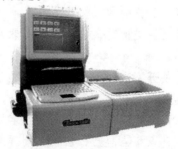

图 4-10 可见异物检查仪器

结果判断：20 支供试品中，均不得检出可见异物。如有 1 支检出可见异物，应另取 20 支同法复试，均不得检出。

7. 无菌

照无菌检查法标准操作规范检查，应符合规定。

（四）含量测定

精密量取本品 0.8ml，置锥形瓶中，加水 15ml 与丙酮 2ml，摇匀，放置 5min。加稀醋酸 4ml 与淀粉指示液 1ml，用碘滴定液（0.05mol/L）滴定，至溶液显蓝色并持续 30 秒钟不褪。平行测定两份并计算本品含量，应符合规定。两次平行结果的相对偏差不得超过 0.2%，取其算数平均值作为测定结果。

知识拓展

相关滴定液的配制与标定

碘滴定液（0.05mol/L）

$$I_2 = 253.81 \quad 12.69g \rightarrow 1000ml$$

【配制】 取碘 13.0g，加碘化钾 36g 与水 50ml 溶解后，加盐酸 3 滴与水适量使成 1000ml，摇匀，用垂熔玻璃滤器滤过。

【标定】 精密量取本液 25ml，置碘量瓶中，加水 100ml 与盐酸溶液（9→100）1ml，轻摇混匀，用硫代硫酸钠滴定液（0.1mol/L）滴定至近终点时，加淀粉指示液 2ml，继续滴定至蓝色消失。根据硫代硫酸钠滴定液（0.1mol/L）的消耗量，算出本液的浓度，即得。

【贮藏】 置玻璃塞的棕色玻璃瓶中，密闭，在凉处保存。

【有关注释及注意事项】

（1）碘在水中几乎不溶，且有挥发性；但在碘化钾的水溶液中能形成三碘络离子而溶解，并可降低碘的挥发性。因此在配制中，为促使碘的溶解，宜先将碘化钾 36g 置具塞锥形瓶中，加水 50ml 溶解制成高浓度的碘化钾溶液后，再加入研细的碘 13.0g，振摇使碘完全溶解；而后再加每 1000ml 中含盐酸 3 滴的水稀释使成 1000ml，摇匀，经 3 号垂熔玻璃漏斗滤过，即得。

（2）在上述配制过程中，于每 1000ml 的碘滴定液（0.05mol/L）中加入盐酸 3 滴的目的，在于使滴定液保持微酸性，避免微量碘酸盐的存在；并在硫代硫酸钠滴定液反应的过程中用于中和硫代硫酸钠滴定液（0.1mol/L）中加有的稳定剂碳酸钠。

（3）本滴定液具有挥发性与腐蚀性，应贮存于具有玻塞的棕色（或用黑布包裹）玻璃中，避免与软木塞或橡皮塞等有机物接触；并应在配制后放置一周在再行标定，使其浓度保持稳定。

（4）配制淀粉指示液时的加热时间不宜过长，并应快速冷却，以免降低其灵敏度；制成的淀粉指示液应在日内使用。所配制的淀粉指示液遇碘应显纯蓝色；如显红色，即不宜使用。

（5）碘滴定液的浓度 C（mol/L）按下式计算：

$$C（mol/L）= \frac{V_{Na_2S_2O_3} \cdot C_{Na_2S_2O_3}}{2.5}$$

式中：$C_{Na_2S_2O_3}$ 为硫代硫酸钠滴定液浓度；$V_{Na_2S_2O_3}$ 为硫代硫酸钠滴定液的用量。

硫代硫酸钠滴定液（0.1mol/L）

$$Na_2S_2O_3 \cdot 5H_2O = 248.19 \quad 24.82g \rightarrow 1000ml$$

【配制】 硫代硫酸钠滴定液（0.1mol/L） 取硫代硫酸钠26g与无水碳酸钠0.20g，加新沸过的冷水适量使溶解并稀释至1000ml，摇匀，放置一个月后滤过。

【标定】 硫代硫酸钠滴定液（0.1mol/L） 取在120℃干燥至恒重的基准重铬酸钾0.15g，精密称定，置碘瓶中，加水50ml使溶解，加碘化钾2.0g，轻轻振摇使溶解，加稀硫酸40ml，摇匀，密塞；在暗处放置10分钟后，加水250ml稀释，用本液滴定至近终点时，加淀粉指示液3ml，继续滴定至蓝色消失而显亮绿色，并将滴定的结果用空白试验校正。每1ml的硫代硫酸钠滴定液（0.1mol/L）相当于4.903mg的重铬酸钾。根据本液的消耗量与重铬酸钾的取用量，算出本液的浓度，即得。

室温在25℃以上时，应将反应液及稀释用水降温至约20℃。

【有关注释及注意事项】

（1）配制本滴定液所用的水，必须经过煮沸后放冷，以除去水中溶解的二氧化碳和氧，并杀灭微生物；在配制中还应加入0.02%的无水碳酸钠作为稳定剂，使溶液的pH值保持在9～10，以防止硫代硫酸钠的分解。

（2）配制后应在避光处贮放一个月以上，待浓度稳定，再经滤过，而后标定。

（3）标定时，如照上述规定量称取基准重铬酸钾，则消耗本滴定液约为30ml，须用50ml的滴定管，如拟议常用的25ml滴定管进行标定，则基准重铬酸钾的称取量为0.11～0.12g。

（4）碘化钾的强酸性溶液，在静置过程中遇光也会释出微量的碘，因此在标定中的放置过程应置于暗处，并用空白试验予以校正。

（5）硫代硫酸钠滴定液的浓度 C（mol/L）按下式计算：

$$C（mol/L）= \frac{m}{(V_1 - V_2) \times 49.03}$$

式中：m 为基准重铬酸钾的称取量（mg）；V_1 为标定中本滴定液的用量（ml）；

V_2 为空白试验中本滴定液的用量（ml）；

49.03 为与每1ml的硫代硫酸钠滴定液（1.000mol/L）相当的以毫克表示的重铬酸钾的质量。

（6）本滴定液在贮存中如出现浑浊，即不得再供使用。

四、结果分析及检验报告

按规定要求进行原始记录、数据处理并填写检验报告书（记录见附表）。

五、思考

1. 你认为在使用薄层色谱法进行鉴别的过程中，哪些因素影响结果？

2. 注射液的常规检查项目有哪些？它们的目的是什么？

3. 是不是所有的注射剂都要进行装量、可见异物和无菌检查？

4. 碘滴定液（0.05mol/L）还有没有其它标定的方法？

实验十六 西咪替丁胶囊质量检验

一、资料与分析

1. 资料一：了解胶囊剂

胶囊剂（capsules）是指将药物或加有辅料充填于空心硬质胶囊或弹性软质囊材中而制成的制剂。通常有硬胶囊和软胶囊之分。硬胶囊又称空心胶囊，由帽体两部分组成；软胶囊是成膜材料和内容物同时加工成产品的。

根据原材料分，胶囊一般包括明胶胶囊和植物胶囊：明胶胶囊是世界上最受欢迎的两节式胶囊。胶囊由两节精密加工的胶囊壳组成。胶囊的尺寸有多种多样，包括000#、00#、0#~5#号胶囊。胶囊上还可着色

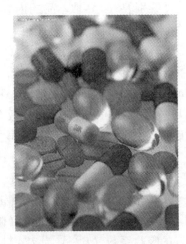

图4-11 胶囊示意图

印字，呈现出独特的定制外观。植物胶囊是用植物纤维素或水溶性多糖为原料制成的空心胶囊，以满足全天然定位和胶囊制剂解决方案的需求。它保留了所有标准的空心胶囊的优点：方便服用，有效掩盖味道和气味，内容物透明可见等，同时更有着传统明胶胶囊所没有的内涵。

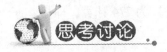

你认为胶囊剂的检验和片剂的会有何区别？检验中需要注意什么？

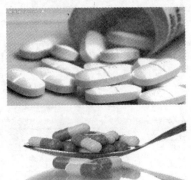

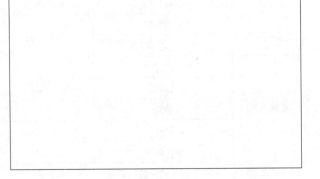

2. 资料二：参考质量标准——中国药典（2010 年版）

西咪替丁胶囊

Ximitiding Jiaonang

Cimetidine Capsules

本品含西咪替丁（$C_{10}H_{16}N_6S$）应为标示量的 90.0% ~ 110.0%。

【鉴别】 （1）取本品的内容物适量（约相当于西咪替丁 0.1g），加热炽灼，产生的气体能使醋酸铅试纸显黑色。

（2）取本品的内容物适量（约相当于西咪替丁 0.1g），加甲醇 10ml，振摇使西咪替丁溶解，滤过，作为供试品溶液；另取西咪替丁对照品，用甲醇制成每 1ml 中含西咪替丁 10mg 的溶液，作为对照品溶液。照薄层色谱法（附录 Ⅴ B）试验，吸取上述两种溶液各 5μl，分别点于同一硅胶 G 薄层板上，以三氯甲烷 – 甲醇（5∶1）为展开剂，展开，晾干，置碘蒸气中显色，供试品溶液所显主斑点的位置和颜色应与对照品溶液的主斑点相同。

【检查】 溶出度 取本品，照溶出度测定法（附录 Ⅹ C 第一法），以盐酸溶液（0.9→1000）900ml 为溶出介质，转速为每分钟 100 转，依法操作，经 20min 时，取溶液 10ml，滤过；精密量取续滤液适量，用上述溶出介质稀释制成每 1ml 约含 6μg 的溶液。照紫外 – 可见分光光度法（附录 Ⅳ A），在 218nm 的波长处测定吸光度，按 $C_{10}H_{16}N_6S$ 的吸收系数（$E_{1cm}^{1\%}$）为 774 计算每粒的溶出量。同时取空胶囊壳作空白校正。限度为标示量的 75%，应符合规定。

其他 应符合胶囊剂项下有关的各项规定（附录 Ⅰ E）。

【含量测定】 取装量差异项下的内容物，混合均匀，精密称取适量（约相当于西咪替丁 0.15g），置 200ml 量瓶中，加盐酸溶液（0.9→1000）约 150ml，振摇使西咪替丁溶解后，再用上述溶剂稀释至刻度，摇匀，滤过，精密量取续滤液 2ml，置 200ml 量瓶中，用上述溶剂稀释至刻度，摇匀。照紫外 – 可见分光光度法（附录 Ⅳ A），在 218nm 的波长处测定吸光度，按 $C_{10}H_{16}N_6S$ 的吸收系数（$E_{1cm}^{1\%}$）为 774 计算，即得。

【类别】 同西咪替丁。

【规格】 0.2g

【贮藏】 密封保存。

3. 实验安排

实训程序	实训内容	实训时间	实训形式	备注
实训前准备	查找资料	1.5 学时		
	仪器、试药试液准备			
实训过程	取样	4 学时	2 人一组 分工合作	
	性状			
	鉴别			
	检查	2 学时		
	含量测定	2 学时		
实训总结	检验报告及相关资料书写	0.5 学时		

二、实验准备

1. 试剂

	名称	规格	总耗量	领取人
药品试剂及耗材				

2. 仪器

	名称	型号	数量	准备情况
实验仪器				

3. 试液配制

根据:《中国药典》2010 年版二部附录 XV B

《中华人民共和国国家标准 (GB – T 601 –2002)》化学试剂标准滴定溶液的制备

试液	配制方法	配制人

还有什么不明白的？寻找解决办法！

我的困难	解决途径

三、检验过程（使用制剂规格：0.2g）

（一）外观性状

取西咪替丁胶囊观察，制剂应整洁，不得有粘结、变形或破裂现象，并应无异臭，应符合规定。

（二）鉴别

1. 取本品的内容物适量（约相当于西咪替丁 0.1g），加热炽灼，产生的气体应能使醋酸铅试纸显黑色（图 4－12）。

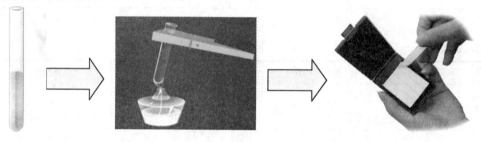

图 4－12 鉴别试验示意图

知识链接

醋酸铅试纸

湿润的醋酸铅试纸遇到硫化氢气体时，产生硫化铅，白色的试纸立即变黑。可是，用长期存放的市售醋酸铅试纸检验少量硫化氢气体时，有时现象不够明显、快速。可将滤纸浸入 3% 的醋酸铅溶液中，浸透后取出，在无 H_2S 的环境中晾干，自制得到。

2. 薄层色谱法

（1）回顾：薄层色谱法的操作过程及注意要点

（2）关键点

供试品溶液：取本品的内容物适量（约相当于西咪替丁 0.1g），精密称定，置 10ml 容量瓶中，加甲醇至刻度，振摇使西咪替丁溶解，滤过。

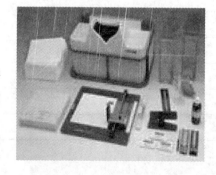

对照品溶液：取西咪替丁对照品 0.1g，精密称

定，置 10ml 容量瓶中，加甲醇至刻度，过滤。

展开剂：三氯甲烷 – 甲醇（5∶1）。

点样量：两种溶液各 5μl。

显色方法：置碘蒸气中。

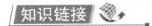

碘蒸气显色

卤素类有毒，请用镊子夹取！

预先将盛有碘结晶的小杯置于密闭的玻璃容器内，使容器空间被碘蒸气饱和，将薄层置于容器内，板不要直接接触到碘，盖上盖子，数分钟即显棕色斑点。有时，于容器中加放一小杯水，增加容器内的湿度，可提高显色的灵敏度。

（3）结果判断

供试品溶液所显主斑点的位置和颜色应与对照品溶液的主斑点相同，应符合规定。

（三）检查

1. 溶出度

（1）关键点

方法：溶出度测定法（附录 X C 第一法）

溶出介质：盐酸溶液（0.9→1000）900ml

转速：100 转/min

样品处理：经 20min 时，取溶液 10ml，滤过；精密量取续滤液 2.5ml，置 100ml 容量瓶中，用上述溶出介质稀释至刻度。照紫外 – 可见分光光度法，在 218nm 的波长处测定吸光度。同时取空胶囊壳作空白校正。

（2）结果判断

按 $C_{10}H_{16}N_6S$ 的吸收系数（$E_{1cm}^{1\%}$）为 774 计算每粒的溶出量；限度为标示量的 75%，应符合规定。

$$标示量\% = \frac{A - A_空}{E_{1cm}^{1\%} \times 1} \times 稀释倍数 \times \frac{V}{标示量}$$

$$= \frac{A - A_空}{774 \times 1} \times \frac{100}{2.5} \times \frac{9}{0.2}$$

2. 其他

对胶囊剂的质量要求，除外观应整洁，不得有黏结、变形、渗漏或囊壳破裂现象，并应无异臭，以及药典品种项下规定的检验项目外，还应检查"装量差异"和"崩解时限"（或"释放度"）。

中国药典（2010 年版）

知识拓展

"装量差异"检查法

1. 简述

1.1　本法适用于胶囊剂的装量差异检查。凡规定检查含量均匀度的胶囊剂可不进行装量差异检查。

1.2　在生产过程中，由于空胶囊容积、粉末的流动性以及工艺、设备等原因，可引起胶囊剂内容物装量的差异。本项检查的目的在于控制各粒装量的一致性，保证用药剂量的准确。

2. 仪器与用具

2.1　分析天平　称量0.1mg（适用于平均装量0.30g以下的胶囊剂）或称量1mg（适用于平均装量0.30mg或0.30mg以上的胶囊剂）。

2.2　扁形称量瓶。

2.3　小毛刷。

2.4　剪刀或刀片。

2.5　弯头或平头手术镊。

3. 操作方法

3.1　硬胶囊　除另有规定外，取供试品20粒，分别精密称定每粒重量后，取开囊帽，倾出内容物（不得损失囊壳），用小毛刷或其它适宜用具将囊壳（包括囊体和囊帽）内外拭净，并依次精密称定每一囊壳重量，即可求出每粒内容物的装量和平均装量。

3.2　软胶囊　除另有规定外，取供试品20粒，分别精密称定每粒重量后，依次放置于固定位置；分别用剪刀或刀片划破囊壳，倾出内容物（不得损失囊壳），用乙醚等易挥发性溶剂洗净，置通风处使溶剂自然挥尽，再依次精密称定每一囊壳重量，即可求出每粒内容物的装量和平均装量。

4. 注意事项

4.1　每粒胶囊的两次称量中，应注意编号顺序以及囊体和囊帽的对号，不得混淆。

4.2　洗涤软胶囊壳应用与水不混溶又易挥发的有机溶剂，其中以乙醚最好。挥散溶剂时，应在通风处使自然挥散，不得加热或长时间置干燥处，以免囊壳失水。

4.3　在称量前后，均应仔细查对胶囊数。称量过程中，应避免用手直接接触供试品。已取出的胶囊，不得再放回供试品原包装容器内。

5. 记录与计算

5.1　依次记录每粒胶囊及其自身囊壳的称量数据。

5.2　根据每粒胶囊重量与囊壳重量之差求算每粒内容物重量，保留三位有效数字。

5.3　每粒内容物重量之和除以20，得每粒平均装量（$\bar{m}$），保留三位有效数字。

5.4　按下表规定装量差异限度，求出允许装量范围（$\bar{m} \pm \bar{m} \times$装量差异限度）。

平均装量	装量差异限度
0.30g 以下	±10%
0.30g 或 0.30g 以上	±7.5%

5.5 遇有超出允许装量范围并处于边缘者，应再与平均装量相比较，计算出该粒装量差异的百分率，再根据上表规定的装量差异限度作为判定的依据（避免在计算允许装量范围时受数值修约的影响）。

6. 结果与判定

6.1 每粒的装量均未超出允许装量范围（$\overline{m} \pm \overline{m} \times$ 装量差异限度）；或与平均装量相比较，均未超出上表中的装量差异限度；或超过装量差异限度的胶囊不多于 2 粒，且均未超出限度 1 倍；均判为符合规定。

6.2 每粒的装量与平均装量相比较，超出装量差异限度的胶囊多于 2 粒；或超出装量差异限度的胶囊虽不多于 2 粒，但有 1 粒超出限度的 1 倍；均判为不符合规定。

《中国药品检验标准操作规范》2010 年版

取本品 20 粒，按装量差异检查法进行检查，应符合规定。

（四）含量测定

1. 测定

取装量差异项下的内容物，混合均匀，精密称取适量（约相当于西咪替丁 0.15g），置 200ml 量瓶中，加盐酸溶液（0.9→1000）约 150ml，振摇使西咪替丁溶解后，再用上述溶剂稀释至刻度，摇匀，滤过，精密量取续滤液 2ml，置 200ml 量瓶中，用上述溶剂稀释至刻度，摇匀。照紫外 – 可见分光光度法，在 218nm 的波长处测定吸光度。平行测定两份，结果取其平均值。

2. 结果计算

$$标示量\% = \frac{A}{E_{1cm}^{1\%} \times 1} \times \frac{V}{100} \times 稀释倍数 \times \frac{平均装量}{取样量 \times 标示量}$$

$$= \frac{A}{774 \times 1} \times \frac{200}{100} \times \frac{200}{2} \times \frac{平均装量}{取样量 \times 0.2}$$

3. 结果判断

本品含西咪替丁应为标示量的 90.0% ~ 110.0%，应符合规定。

四、结果分析及检验报告

按规定要求进行原始记录、数据处理并填写检验报告书（记录见附表）。

五、思考

1. 本次检验中，会有哪些有毒气体？应采取哪些保护措施？

2. 在检查项目中，为什么不进行崩解时限的检查？

3. 在溶出度的测定中，应注意什么？

4. 盐酸溶液（0.9→1000）应如何配制？

实验十七 维生素 E 软胶囊质量检验

一、资料与分析

1. 资料一：软胶囊

软胶囊也称软胶丸剂，它是将油类或对明胶物无溶解作用的非水溶性的液体或混悬液等封闭于胶囊壳中而成的一种制剂。制作方法可分为压制法和滴制法两种。软胶囊壳中所含成分与硬胶囊壳大致相似，其囊壳的合成物中主要包括胶料，增塑剂、水、附加剂四类物软胶囊软胶囊质。

2. 资料二：维生素 E

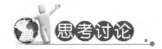

软胶囊与硬胶囊在检验中有何不同？

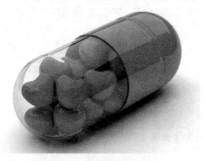

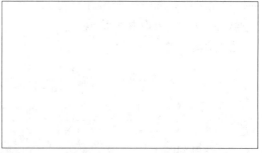

3. 资料三：参考质量标准——《中国药典》（2010 年版）

维生素 E 软胶囊

Weishengsu E Ruanjiaonang

Vitamin E Soft Capsules

本品含合成型或天然型维生素 E（$C_{31}H_{52}O_3$）应为标示量的 90.0% ~ 110.0%。

【性状】 本品内容物为淡黄色至黄色的油状液体。

【鉴别】 （1）取本品的内容物，照维生素 E 项下鉴别（1）项试验，显相同的反应。

（2）在含量测定项下记录的色谱图中，供试品溶液主峰的保留时间应与对照品溶液主峰的保留时间一致。

【检查】比旋度 避光操作。取本品的内容物适量（约相当于维生素 E400mg），精密称定，照维生素 E 比旋度项下的方法测定，比旋度（按 d－α－生育酚计）不得低于 +24°（天然型）。

有关物质 取本品内容物适量（相当于维生素 E 25mg），加正己烷 10ml，振摇使维生素 E 溶解，滤过，取滤液作为供试品溶液；精密量取 1ml，置 100ml 棕色量瓶中，用正己烷稀释至刻度，摇匀，作为对照溶液。照维生素 E 有关物质项下的方法试验，供试品溶液的色谱图中如有杂质峰，α－生育酚（相对保留时间约为 0.87）峰面积不得大于对照溶液主峰面积（1.0%），其他单个杂质峰面积不得大于对照溶液主峰面积的 1.5 倍（1.5%），各杂质峰面积的和不得大于对照溶液主峰面积的 2.5 倍（2.5%）。

其他 应符合胶囊剂项下有关的各项规定（附录 I E）。

【含量测定】 取装量差异项下的内容物，混合均匀，取适量（约相当于维生素 E 20mg），精密称定，照维生素 E 含量测定项下的方法测定，计算，即得。

【类别】 同维生素 E。

【规格】 ①5mg；②10mg；③50mg；④100mg。

【贮藏】 遮光，密封，在干燥处保存。

4. 资料四：实验安排

实训程序	实训内容	实训时间	实训形式	备注
实训前准备	查找资料	1.5 学时		
	仪器、试药试液准备			
实训过程	取样	6 学时	2 人一组 分工合作	鉴别、有关物质的检查、含量测定同时进行
	性状			
	鉴别			
	检查			
	含量测定			
实训总结	检验报告及相关资料书写	0.5 学时		

二、实验准备

1. 试剂

	名称	规格	总耗量	领取人
药品试剂及耗材				

2. 仪器

	名称	型号	数量	准备情况
实验仪器				

3. 试液配制

根据：《中国药典》2010 年版二部附录 XV B

《中华人民共和国国家标准（GB－T 601－2002）》化学试剂标准滴定溶液的制备

试液	配制方法	配制人

还有什么不明白的？寻找解决办法！

我的困难	解决途径

三、检验过程（使用制剂规格：5mg）

（一）外观性状

取一定量供试品，用肉眼仔细观察。外观应整洁，不得有黏结、变形、渗漏或囊壳破裂现象，并应无异臭，内容物为谈黄色至黄色的油状液体，应符合规定。

（二）鉴别

1. 取本品适量，加无水乙醇 10ml 溶解后，加硝酸 2ml，摇匀，在 75℃加热约

15min，溶液显橙红色。

2. 气相色谱法

在含量测定项下记录的色谱图中，供试品溶液主峰的保留时间与对照品溶液主峰的保留时间一致，应符合规定。

（三）检查

1. 比旋度

（1）旋光仪的检定 用标准石英旋光管检定，读数误差应符合规定。

（2）零点的校正 将旋光管用供试品所用溶剂冲洗数次，缓缓注入适量溶剂，置于旋光仪中调整零点或读取 3 次旋光度，取其平均值为空白。

（3）供试品溶液的制备 避光操作，取本品的内容物适量，置 150ml 具塞圆底烧瓶中，加无水乙醇 25ml 使溶解，加硫酸乙醇溶液（1→7）20ml，水浴回流3h，放冷，用硫酸乙醇溶液（1→72）定量转移至 200ml 量瓶中并稀释至刻度，摇匀。量取 100ml，置分液漏斗中，加水 200ml，用乙醚提取两次，合并乙醚液，加铁氰化钾氢氧化纳溶液 50ml，振摇 30min；取乙醚层，用水洗涤 4 次，每次 50ml，弃去洗涤液，停止加热，继续挥干乙醚，残渣立即加异辛烷溶解并定量转移至 25ml 量瓶中。

（4）供试品的测定 取以上供试品溶液，调节溶液至规定的温度，将旋光管用供试液冲洗数次，缓缓注入供试液，置于旋光仪中测定，读取 3 次，取平均值，按下式计算比旋度：

$$[\alpha]_D^t = \frac{100\alpha}{lc}$$

式中：$[\alpha]_D^t$ 为比旋度，D 为钠光谱的 D 线，t 为测定时温度；

l 为旋光管的长度，dm；

α 为测得的旋光度；

c 为每 100ml 溶液中含有被测物质的重量。

2. 有关物质

使用气相色谱法，记录供试溶液和对照溶液的图谱，应符合规定。

（1）关键点

供试品溶液：取本品内容物适量（相当于维生素 E 25mg），加正己烷 10ml，振摇使维生素 E 溶解，滤过。

对照溶液：精密量取 1ml 供试品溶液，置100ml 棕色量瓶中，用正己烷稀释至刻度，摇匀。

系统适用性：照含量测定项下的色谱条件，取对照溶液 1μl 注入气相色谱仪（图 4 – 13），调节检测灵敏度，使主成分色谱峰的逢高约为满量程的 30%。

测定：精密量取供试品溶液与对照品溶液各 1μl，

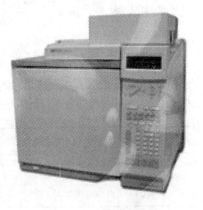

图 4 – 13 气相色谱仪

分别注入气相色谱仪，记录色谱图至主成分峰保留时间的2倍。

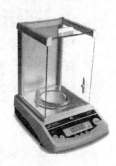

（2）结果判断　供试品溶液的色谱图中如有杂质峰，α－生育酚（相对保留时间约为0.87）峰面积不得大于对照溶液主峰面积（1.0%），其他单个杂质峰面积不得大于对照溶液主峰面积的1.5倍（1.5%），各杂质峰面积的和不得大于对照溶液主峰面积的2.5倍（2.5%），应符合规定。

3. 装量差异

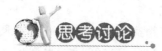

检查中与硬胶囊的区别？

（1）取供试品20粒，分别精密称定重量 $m_{前i}$（$i = 1, 2, 3, \cdots, 20$）

（2）软胶囊用小剪刀开一小口，倾出内容物，将20粒胶壳分别剪出标记，分置于3个分液漏斗中，用无水乙醇或乙醚适量（约100ml），分3次洗涤，直至胶壳无油腻感，置通风阴凉处15min，使溶剂挥尽，按上面称量次序分别称出胶壳重 $m_{后i}$（$i = 1, 2, 3, \cdots, 20$）

（3）求出每粒内容物的装量、平均装量及差异

装量　　　　　　　$m_i = m_{前i} - m_{后i}$

平均装量　　　　　$\overline{m} = \dfrac{m_1 + m_2 + \cdots + m_{20}}{20}$

装量差异限度（%）$= \dfrac{m_i - \overline{m}}{\overline{m}} \times 100$

（4）每粒的装量与平均装量相比较，超出装量差异限度的胶囊不得多于2粒，并不得有1粒超出限度1倍。应符合规定。

平　均　装　量	装量差异限度
0.30g 以下	±10%
0.30g 或 0.30g 以上	±7.5%

4. 崩解时限

维生素 E 胶丸应在 1h 内全部崩解。如有一粒不能完全崩解，应另取 6 粒复测，应符合规定。

（四）含量测定

使用气相色谱法。

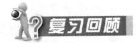

气相色谱法的基本原理、操作要点、结果计算？

知识拓展

气相色谱相关知识

1. 开机操作

1.1 检查仪器上的电源开关，均应处于"关"的位置。

1.2 选好合适的色谱柱，柱的两端应堵有盲堵。

1.3 取下盲堵，分清入口端及出口端，套好石墨密封圈及固定螺母，小心装于仪器上，拧紧固定螺母，但也勿过紧，以不漏气为合适。换下的色谱柱，应堵上盲堵保存。

1.4 开启载气钢瓶上总阀调节减压阀至规定压力。注意：如果采用氮气发生器作为载气气源，则应提前 2~3 小时打开氮气发生器进行平衡。要注意经常更换载气净化器中的填料（因为氮气发生器产生的氮气中氧的含量较高），另外，由于 ECD 对载气中的氧特别敏感，所以采用 ECD 作为检测器时，不宜用氮气发生器作为载气气源，应该采用高纯氮钢瓶作为气源。

1.5 用检漏液（表面活性剂溶液）检查柱连接处是否漏气，如有漏气应检查柱两端的石墨密封圈或再略加紧固定螺母。

1.6 打开各部分电路开关，打开色谱工作站，设定进样口（汽化室）、柱温箱、检测器温度和载气流量等色谱参数。开始加热。

1.7 待各部分设定参数恒定后，开启氢钢瓶总阀、空气压缩机总阀，（或者打开氢气/空气发生器开关），同载气操作。

1.8 按下点火按钮（对于 FID 检测器来说）（有些仪器在检测器温度达到一定温度后有自动点火功能），应有"扑"的点火声，用玻璃片置 FID 检测器气体出口处，检视玻璃片上应有水雾，表示已点着火，同时显示屏上应有响应信号。注意：对于带有自动点火功能的仪器来说，有时工作站已显示点火成功，但是实际没有点火，所以每次试验都应该用玻璃片进行检视，以确保点火成功。

1.9 调节仪器的放大器灵敏度等，走基线，待基线稳定度达到可以接受的范围内，即可进样分析。

气相色谱常用的进样方法有手动进样、自动进样、顶空进样（多为自动）等，在用微量注射器手动进样时，精密度决定于操作的熟练程度，各步操作应尽量一致。好的进样技术的主要技术要求如下（针对常规液体样品）：

1.9.1 选用合适的注射器 GC 分析最常用的是 $10\mu l$ 微量注射器，其进样量一般不要少于 $1\mu l$。如果进样量要控制在 $1\mu l$ 以下，就应采用 $5\mu l$ 或 $1\mu l$ 的注射器。此时要注意：$5\mu l$ 或 $1\mu l$ 的注射器往往是将样品抽在针尖内，因此观察不到针管中的液面，故很可能抽入气泡。取样时应反复推拉针芯，以确保针尖内没有气泡。

1.9.2 注射速度要快 注射速度慢时会使样品的汽化过程变长，导致样品进入色谱柱的初始谱带变宽。正确的注射方法应当是：取样后，一手持注射器，（注意防止气化室的高气压将针芯吹出，另一只手保护针尖（防止插入隔垫时弯曲），先小心地将注射针头穿过隔垫，随即以最快的速度将注射器插到底，与此同时迅速将样品注射入气化室（注意不要使针芯弯曲），然后快速拔出注射器。推注样品所用时间越短越好，注射器在气化室中停留的时间不宜长，而最重要的是留针时间应严格控制前后一致。

1.9.3 避免样品之间的相互干扰 取样之前先用样品溶剂洗针至少 3 次（抽满针管的三分之二，再排出），再用要分析的样品溶液洗针至少 3 次，然后取样（多次上下抽动），这样基本上可以消除样品之间的相互干扰（记忆效应）。

1.9.4 减少注射歧视 所谓注射歧视是指注射针插入 GC 进样口时，针尖内的溶剂和样品中的易挥发组分首先开始汽化；无论注射速度多快，不同沸点的组分总是有汽化速度的差异，从而造成定量分析的误差。所以必要时应使用热针技术进样或溶剂冲洗进样技术。前者是指取样前先将注射针插入气化室预热一定时间，然后再按正常方法进样；后者则是取样前先在注射器中抽入一定量的溶剂，再抽取样品。这样再注射样品时，溶剂有可能将样品全部冲洗进入气化室。相比之下，溶剂冲洗进样的操作较为简单有效，但应注意所用溶剂量太大会造成色谱柱超载。

1.9.5 介绍一种进样方法

1.9.5.1 将微量注射器用配制样品的溶液充分冲洗。

1.9.5.2 轻轻推入活塞至完全进入针筒，使针头充满溶剂。

1.9.5.3 在空气中小心抽出活塞至一定刻度，例如 $5\sim10\mu l$ 的注射器可将活塞端抽至 $1.0\mu l$ 刻度处。

1.9.5.4 将注射器针头插入样品溶液中，慢慢抽取数微升样品溶液，可以看到针筒内靠近活塞端有一段溶剂（其体积为针头内的体积），中间有一段空气，靠近针头一段为样品溶液。

1.9.5.5 取出注射器，慢慢推出样品溶液，使活塞端推至所需进样体积加抽取的空气和溶剂体积处，（例如按 1.10.5.3 节在 1.0μl 欲进样 1.0μl 则推至 2.0μl 刻度处）。

1.9.5.6 用滤纸擦净针头外部。

1.9.5.7 再次小心抽出活塞，使空气进入针筒，并使样品溶液—空气界面准确至一整数刻度处，便于读取样品溶液体积，例如至 1.0μl，此时可以看到针筒内自针头处至活塞端共有四段：①空气（1.0μl 处）；②样品溶液（1.0~2.0μl）；③空气（2.0~3.0μl）；④溶剂（其体积为针头内体积）。

1.9.5.8 核对样品溶液的体积。

1.9.5.9 将注射器针头全部插入进样口。

1.9.5.10 注入样品，并拔出针头，即完成进样。

1.10 分析完毕后，待各组分流出后，先关闭氢气和空气，再进行降温操作，将进样口、柱温箱、检测器、以及顶空进样器的温度均设为 40℃（或更低），待到各组件的温度降到 40℃ 以下时，依次关闭载气，关工作站和气相色谱仪。如果要取下色谱柱，则取下后应将柱两端用盲堵堵上，放在盒内，妥善保存。

1.11 填写使用登记。

2. 样品的测定

2.1 仪器系统适用性试验应符合药典附录的要求。

2.2 供试品及对照品溶液的配制 精密称取供试品和对照品各 2 份，按各品种项下的规定方法，准确配制供试品溶液和对照品溶液，按规定用内标法或外标法进行测定。

2.3 预试验 初次测定该品种时，可先经预试验以确定仪器参数，根据预试验情况，可适当调节柱温，载气流速，进样量，进样口和检测器温度等，使色谱峰的保留时间、分离度、峰面积或峰高的测量能符合要求。

2.4 正式测定 正式测定时，每份校正因子测定溶液（或对照品溶液）各进样 2次，2 份共 4 个校正因子响应值的平均标准偏差不得大于 2.0%。多份供试品测定时，每隔 5 批应再进对照品 2 次，核对一下仪器有无改变。

3. 原始记录

气相色谱分析的原始记录，除按一般药品检验记录的要求记录外，应注明仪器型号，色谱柱型号，规格及批号；进样口，柱温箱及检测器温度，载气流速和压力，进样体积，进样方式，并附色谱图及打印结果。

《中国药品检验标准操作规范》2010 年版

1. 操作过程

溶液配制

内标溶液：取正三十二烷 0.1g，置 100ml 量瓶中，加正己烷溶解并稀释至刻度，作为内标溶液。

对照溶液：另取维生素 E 对照品约 20mg，精密称定，置棕色具塞瓶中，精密加内标溶液 10ml，密塞，振摇使溶解。平行两份。

供试溶液：取装量差异项下的内容物，混合均匀，取适量（约相当于维生素 E 20mg），精密称定，置棕色具塞瓶中，精密加内标溶液 10ml，密塞，振摇使溶解。平行两份。

操作

开机操作：待基线稳定度达到可以接受的范围内，即可进样分析

色谱条件与系统适用性试验：用硅酮（OV－17）为固定液，涂布浓度为 2% 的填充柱，或用 100% 二甲基聚硅氧烷为固定液的毛细管柱；柱温为 265℃。理论板数按维生素 E 峰计算不低于 500（填充柱）或 5000（毛细管柱），维生素 E 峰与内标物质峰的分离度应符合要求。

测定

校正因子的测定：取 1～3μl 对照溶液注入色谱仪，计算校正因子。

测定法：取 1～3μl 供试溶液注入色谱仪，测定，计算，即得。

记录、计算结果：本品含合成型或天然型维生素 E（$C_{31}H_{52}O_3$）应为标示量的 90.0%～110.0%。

整理仪器、关机：保持载气流量，待各系统温度降到规定温度后关机，整理相关实验用具。

2. 含量计算

$$校正因子 （f） = \frac{A_s/C_s}{A_R/C_R}$$

A_s：内标物质的峰面积或峰高；A_R：对照品溶液的峰面积或峰高；

C_s：内标物质的浓度，mg/ml；C_R：对照品溶液的浓度，mg/ml。

$$含量 （C_x） = f \times \frac{A_x}{A_s/C_s}$$

A_x：供试品（或其杂质）溶液峰面积或峰高；

C_x：供试品（或其杂质）溶液的浓度，mg/ml。

3. 结果判断

测得含量应为标示量的 90.0%～110.0%，应符合规定。

四、结果分析及检验报告

按规定要求进行原始记录、数据处理并填写检验报告书（记录见附表）。

五、思考

1. 简述比旋度的测定方法及注意事项。
2. 简述维生素 E 胶丸含量测定的原理及方法。
3. 简述气相色谱法的操作步骤。

实验十八　布洛芬缓释胶囊质量检验

一、资料与分析

1. 资料一：了解口服缓释制剂

口服缓释制剂（图 4 - 14）系指用药后能在较长时间内持续释放药物的制剂。缓释制剂中的药物按适当的速度缓慢释放，血药浓度"峰谷"波动较小，可避免超过治疗血药浓度范围的毒副作用，又能较长时间保持在有效浓度范围之内以维持疗效。与普通制剂比较，缓释制剂可延长治疗作用持续时间，降低毒副作用，减少用药次数，改善用药的依从性。

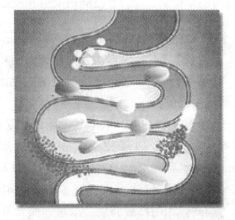

图 4 - 14　缓释制剂示意图

可以用多种制剂技术制备口服缓释制剂，目前常用的有膜包衣技术、骨架技术和渗透泵技术。膜包衣技术是常用的缓释制剂制备技术之一，片剂、颗粒、小丸甚至药物粉末均可包衣。膜包衣技术通过包衣膜控制药物扩散到胃肠液的速度，控制和调节制剂中药物的释放速度。骨架技术是指药物和一种或多种惰性固体骨架材料通过压制或融合技术等制成片状、小粒或其他形式的制剂，常用的是骨架片。渗透泵技术是利用渗透压差为驱动力并结合半透膜控制药物释放的技术。目前应用较多的是渗透泵片。渗透泵片由药物、渗透压活性物质和推动剂等组成，并用半透膜材料进行包衣，包衣膜上有释药孔。

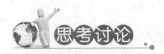

思考讨论

你认为缓释胶囊和普通胶囊的检验会有何区别？检验中需要注意什么？

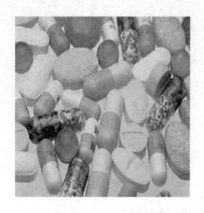

2. 资料二：参考质量标准——《中国药典》（2010 年版）

布洛芬缓释胶囊
Buluofen Huanshi Jiaonang
Ibuprofen Sustained Release Capsules

本品含布洛芬（$C_{13}H_{18}O_2$）应为标示量的 93.0% ～ 107.0%。

【性状】 本品内容物为白色球形小丸。

【鉴别】 在含量测定项下记录的色谱图中，供试品溶液主峰的保留时间应与对照品溶液主峰的保留时间一致。

【检查】释放度 取本品，照释放度测定法（附录 X D 第一法），采用溶出度测定法第一法装置，以磷酸盐缓冲液（取磷酸二氢钾 68.05g，加 1mol/L 氢氧化钠溶液 56ml，用水稀释至 10 000ml，摇匀，pH 值应为 6.0 ± 0.05）900ml 为释放介质，转速为每分钟 30 转，依法操作，经 1h、2h、4h、7h 时，各取溶液 5ml，并同时补充相同温度、相同体积的释放介质，滤过，照含量测定项下的色谱条件，精密量取续滤液 20μl，注入液相色谱仪，记录色谱图；另取布洛芬对照品适量，精密称定，加释放介质溶解并定量稀释制成每 1ml 中约含 300μg 的溶液，同法测定。分别计算每粒在不同时间的释放量。本品每粒在 1h、2h、4h、7h 时的释放量应分别为标示量的 10% ～ 35%、25% ～ 55%、50% ～ 80% 和 75% 以上，均应符合规定。

其他 应符合胶囊剂项下有关的各项规定（附录 I E）。

【含量测定】 照高效液相色谱法（附录 V D）测定。

色谱条件与系统适用性试验 用十八烷基硅烷键合硅胶为填充剂；以醋酸钠缓冲液（取醋酸钠 6.13g，加水 750ml，振摇使溶解，用冰醋酸调节 pH 值至 2.5）－乙腈（40∶60）为流动相；检测波长为 263nm。理论板数按布洛芬峰计算不低于 2500。

测定法 取装量差异项下的内容物，混合均匀，精密称取适量（约相当于布洛芬 0.1g），置 200ml 量瓶中，加甲醇 100ml，振摇 30min，加水稀释至刻度，摇匀，滤过，取续滤液 20μl 注入液相色谱仪，记录色谱图；另取布洛芬对照品适量，精密称定，同法测定。按外标法以峰面积计算，即得。

【类别】 同布洛芬。

【规格】 0.3g

【贮藏】 密封保存。

3. 资料三：实验安排

实训程序	实训内容	实训时间	实训形式	备注
实训前准备	查找资料	1.5 学时	2 人一组 分工合作	
	仪器、试药试液准备	1 学时		
实训过程	取样	4 学时		与含量测定项目 同时完成
	性状	4 学时		
	鉴别	0.5 学时		
	检查			合理安排时间
	含量测定			
实训总结	检验报告及相关资料书写			

二、实验准备

1. 试剂

	名称	规格	总耗量	领取人
药品试剂及耗材				

2. 仪器

	名称	型号	数量	准备情况
实验仪器				

3. 试液配制

根据：《中国药典》2010 年版二部附录 XV B

《中华人民共和国国家标准（GB－T 601－2002）》化学试剂标准滴定溶液的制备

试液	配制方法	配制人

还有什么不明白的？寻找解决办法！

我的困难	解决途径

三、检验过程（使用制剂规格：0.3g）

（一）外观性状

外观应整洁，不得有黏结、变形、渗漏或囊壳破裂现象，内容物为白色球形小丸，应符合规定。

（二）鉴别

在含量测定项下记录的色谱图中，供试品溶液主峰的保留时间与对照品溶液主峰的保留时间应一致。

（三）检查

1. 释放度

知识拓展

释放度测定法

1. 简述

1.1 释放度测定法（中国药典年版二部附录）系指测定药物从缓释制剂、控释制剂、肠溶制剂及透皮贴剂等在规定条件下释放的速率和程度。它是评价药物质量的一个指标，是模拟体内消化道条件，用规定的仪器，在规定的温度、介质、搅拌速率等条件下，对制剂进行药物释放速率试验，用以监测产品的生产工艺，以达到控制产品质量的目的。

1.2 中国药典 2010 年版二部收载三种测定方法：第一法用于缓释制剂或控释制剂，第二法用于肠溶制剂，第三法用于透皮贴剂。

1.3 凡检查释放度的制剂，不再进行崩解时限检查。

2. 仪器装置

2.1 第一法与第二法均采用溶出度测定法（中国药典 2010 年版二部附录 XC）项下所示的仪器装置。

2.2 用于透皮贴剂的第三法，其搅拌桨与溶出杯按溶出度测定法第二法（中国药典 2010 年版二部附录 XC 第二法），并与网碟组成其桨碟装置。

2.2.1 网碟用不锈钢制成，分上层网碟和下层网碟，其形状尺寸见（中国药典年版二部 XD 附录）项下所示附图。

2.2.2 搅拌桨的下端与上层网碟的距离应为，将透皮贴剂固定于两碟片的中央，释放面向上，再将网碟水平置于溶出杯下部，并使贴剂与桨叶底部平行。

3. 第一法 用于缓释制剂或控释制剂

3.1 测定法 照各品种中"释放度"项下方法测定，在规定取样时间点吸取溶液适量，立即经不大于 $0.8\mu m$ 微孔滤膜滤过，自取样和滤过应在 30 秒钟内完成，并及时补充同温度同体积的释放介质。滤液按照各品种项下规定的方法测定，计算出不同取样时间点每片（粒）的释放量和 6 片（粒）的平均释放量。

3.2 结果判定

3.2.1 除另有规定外，符合下述条件之一者，可判为符合规定：

（1）6 片（粒）中，每片（粒）每个时间点测得的释放量按标示量计算，均不超出规定范围；

（2）6 片（粒）中，每个时间点测得的释放量，如有 1~2 片（粒）超出规定范围，但未超出规定范围 10%，且每个时间点测得的平均释放量未超出规定范围；

（3）6 片（粒）中，每个时间点测得的释放量，如有 1~2 片（粒）超出规定范围，其中仅有 1 片（粒）超出规定范围 10%，但未超出规定范围 20%，且其平均释放量未超出规定范围，应另取 6 片（粒）复试；初、复试的片（粒）中，每个时间点测的释放量，如有 1~3 片（粒）超出规定范围，其中仅有 1 片（粒）超出规定范围 10%，但未超出规定范围 20%，且其平均释放量未超出规定范围。

以上结果判断中所示超出规定范围的 10%、20% 是指相对于标示量的百分率（%），其中超出规定范围 10% 是指各时间点测得的释放量不低于低限的 10%（Q－10%），或不超过高限的 10%（Q＋10%）；各时间点测得的释放量应包括最终时间测得的释放量。

操作步骤：

①采用溶出度测定法第一法——转篮法准备溶出仪。

②用 1000ml 量筒分别量取 900ml 磷酸盐缓冲液倒入 6 个溶出杯内，盖上杯盖，设

定仪器转速为 30 转。

③取供试品 6 粒，每一转篮中分别装入 1 粒，将转篮安在篮杆上。启动转速电机，降下一个篮杆，转篮开始旋转，立即开始计时，盖上杯盖。每隔 15 秒，依次其余降下篮杆。

④取 0.8μm 的微孔滤膜，浸湿后，安装在滤器内，备过滤用。

⑤第 1 粒检验时间到 1 小时，吸取溶液 10ml，取下取样针，过滤，滤液备用。

⑥在第 2 小时、4 小时与 7 小时时，进行与第 5 步同样的操作。

⑦另取布洛芬对照品 15mg 至 50ml 量瓶中，加释放介质溶解并定量稀释至刻度，制成对照溶液。

⑧照含量测定项下的色谱条件，注入液相色谱仪，记录色谱图，分别计算释放量以及释放量%。

⑨本品每粒在 1 小时、2 小时、4 小时与 7 小时时的释放量应分别相应为标示量的 10%、25%、50% 和 75% 以上，均应符合规定。

《中国药品检验标准操作规范》2010 年版

2. 装量差异

参照《西咪替丁胶囊》中装量差异检查方法进行，应符合要求。

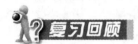

"装量差异"检查步骤

（四）含量测定

准备

（1）对照液制备　取布洛芬对照品，精密称取适量，置 200ml 量瓶中，加甲醇 100ml，振摇 30 分钟，加水稀释至刻度，滤过。

（2）供试液制备　取装量差异项下的内容物，称取适量，置 200ml 量瓶中，加甲醇 100ml，振摇 30 分钟，加水稀释至刻度，滤过。

（3）流动相制备　醋酸钠缓冲液－乙腈（40：60）。

醋酸钠缓冲液：取醋酸钠 6.13g，加水 750ml，振摇使溶解，用冰醋酸调节 pH 值至 2.5。

操作

（1）检查及开机　初始平衡时间一般约需 30 分钟。

（2）系统适用性试验　在选定的色谱条件下，取对照溶液 10μl 注入液相色谱仪，记录色谱图。

（3）测定　分别取供试溶液和对照溶液 10μl 注入液相色谱仪，记录色谱图。供试溶液和对照溶液每份至少注样 2 次，由全部注样结果一般应不大于 1.5%。计算供试品含量，应符合规定。

整理

（1）清洗及关机　先关检测器和数据处理机。用甲醇－水冲洗，先用 10% 甲醇，然后逐渐增加甲醇比例，至 100% 甲醇。各种冲洗剂一般冲洗 15～30 分钟。

（2）试剂处理　废弃试剂倒入回收桶内，专人回收。

（3）仪器保养　参照仪器使用手册，定期对各部分进行保养维护。

四、结果分析及检验报告

按规定要求进行数据处理并填写检验报告书（记录见附表）。

五、思考

1. 对布洛芬缓释胶囊为什么要进行释放度的检查？操作中应注意什么？

2. 对于高效液相色谱仪，哪些部分需要进行定期的保养维护？

实验十九　丹参片质量检验

一、资料与分析

丹参片（图 4 - 15）是临床常用的一种中成药，它是由单味丹参浸膏后提取而成的。丹参属于中药中的常用药，以往对丹参作用的研究多集中在心脑血管方面，它在治疗冠心病、脑梗死等疾病上的理想疗效已是家喻户晓。

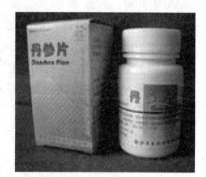

图 4 - 15　丹参片

1. 资料一：丹参

据《神农本草经》记载，丹参性苦，微寒。归心、肝经。可以活血调经，祛瘀止痛，凉血消痈，清心除烦，养血安神。丹参作用常用药，应用广泛。在《中国药典》2010 年版中，就收载了丹参片，冠心丹参片、冠心丹参胶囊、复方丹参片、复方丹参颗粒、复方丹参滴丸等相关药品。

2. 资料二：中药制剂分析

中药制剂系根据《中华人民共和国药典》、卫生部《药品标准·中药成方制剂》《制剂规范》等规定的处方，将中药加工或提取后制成具有一定规格，可以直接用于防病治病的一类药品。中药制剂包括中药成方制剂、中成药、协定处方制剂及单味药制剂等。

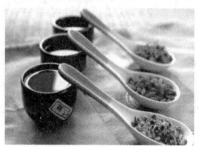

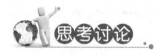
思考讨论

中药制剂与普通制剂的检验有何不同？体现在何处？

3. 资料三： 《中国药典》（2010 年版）

丹参片

Danshen Pan

【处方】 丹参 1000g

【制法】 取丹参，加 90% 乙醇回流 1.5 小时，滤过，滤液回收乙醇至稠膏；药渣加水煎煮 1 小时，滤过；滤液与上述稠膏合并，减压浓缩至适量，加辅料适量，混匀，干燥，制成颗粒，压制成 1000 片，包糖衣或薄膜衣，即得。

【性状】 本品为糖衣片或薄膜衣片，除去包衣后显棕色至棕褐色；味微苦、涩。

【鉴别】 取本品 10 片，除去包衣，研细，加乙醚 20ml 振摇，放置 1 小时，滤过，滤液挥干，残渣加乙酸乙酯 1ml 使溶解，作为供试品溶液。另取丹参对照药材 1g，同法制成对照药材溶液。再取丹参酮 ⅡA 对照品，加乙酸乙酯制成每 1ml 含 2mg 的溶液，作为对照品溶液。照薄层色谱法（《中国药典》2010 年版二部附录 Ⅵ B）试验，吸取上述三种溶液各 5μl，分别点于同一硅胶 G 薄层板上，以环己烷 - 乙酸乙酯（6：1）为展开剂，展开，取出，晾干。供试品色谱中，在与对照药材色谱相应的位置上，至少显 3 个相同颜色的主斑点；在与对照品色谱相应的位置上，显相同的暗红色斑点。

【检查】 应符合片剂项下有关的各项规定（《中国药典》2010 年版二部附录 ID）。

【含量测定】 照高效液相色谱法（《中国药典》2010 年版二部附录 Ⅵ D）测定。

色谱条件与系统适用性试验 以十八烷基硅烷键合硅胶为填充剂，以甲醇 - 乙腈 - 甲酸 - 水（30：10：1：59）为流动相；检测波长为 286nm。理论板数按丹酚酸 B 峰计算应不低于 2000。

对照品溶液的制备 取丹酚酸 B 对照品适量，精密称定，加水制成每 1ml 含 10μg 的溶液，即得。

供试品溶液的制备 取本品 10 片，糖衣片除去包衣，精密称定，研细，取约 0.2g，精密称定，置 50ml 量瓶中，加水适量，超声处理（功率 250W，频率 33kHz）20 分钟，放冷，加水至刻度，摇匀，滤过，精密量取续滤液 1ml，置 25ml 量瓶中，加水至刻度，摇匀，滤过，取续滤液，即得。

测定法 分别精密吸取对照品溶液与供试品溶液各 20μl，注入液相色谱仪，测定，即得。

本品每片含丹参以丹酚酸 B（$C_{36}H_{30}O_{16}$）计，不得少于 11mg。

【功能与主治】 活血化瘀。用于瘀血闭阻所致的胸痹，症见胸部疼痛、痛处固定、舌质紫暗；冠心病心绞痛见上述症候者。

【用法与用量】 口服，一次 3~4 片，一日 3 次。

【贮藏】 密封。

4. 资料四：实验安排

实训程序	实训内容	实训时间	实训形式	备注
实训前准备	查找资料	1.5 学时	6 人一组，6 位同学分工合作	
	仪器、试药试液准备			
实训过程	取样	0.5 学时		
	性状			
	鉴别	4 学时		
	检查	2 学时		
	浸出物	2 学时		
实训总结	含量测定	3.5 学时		
	检验报告及相关资料书写	0.5 学时		

二、实验准备

1. 试剂

	名称	规格	总耗量	领取人
药品试剂及耗材				

2. 仪器

	名称	型号	数量	准备情况
实验仪器				

3. 试液配制

根据：《中国药典》2010 年版第一部附录 XV B

《中华人民共和国国家标准（GB – T 601 –2002）》化学试剂标准滴定溶液的制备

试液	配制方法	配制人

还有什么不明白的？寻找解决办法！

我的困难	解决途径

三、检验过程

（一）外观性状

取本品，用刀片除去包衣后，仔细观察，色泽应一致，显棕色至棕褐色。应符合规定。

知识链接

原料药应根据检验中观察到的情况如实描述药品的外观，不可照抄标准上的规定。如标准规定其外观为"白色或类白色的结晶或结晶性粉末"，可依观察结果记录为"白色结晶性粉末"。标准中的臭、味和引湿性（或风化性）等，一般可不予记录，但遇异常时，应详细描述。

制剂应描述供试品的颜色和外形，如：①本品为白色片；②本品为糖衣片，除去糖衣后显白色；③本品为无色澄明的液体。外观性状符合规定者，也应作出记录，不可只记录"符合规定"这一结论；对外观异常者（如变色、异臭、潮解、碎片、花斑等）要详细描述。

药品检验所实验室质量管理规范（试行）

（二）鉴别

薄层色谱法鉴别。

薄层板制备：将硅胶 G1 份和羧甲基纤维素钠黏合剂 3 份在乳钵中向一方向研磨混合，去除表面的气泡后，倒入玻板上并使其均匀。

供试品溶液的制备：取本品 10 片，用刀片除去包衣后，置乳钵中研细，加乙醚 20ml 振摇，放置 1 小时，滤过，滤液挥干，残渣加乙酸乙酯 1ml 使溶解，即得。

对照药材溶液的制备：另取丹参对照药材 1g，按供试品溶液的制备法制成，即得。
丹参酮ⅡA 对照品溶液的制备：取丹参酮ⅡA 对照品加乙酸乙酯制成每 1ml 含 2mg 的溶液，作为对照品溶液。

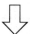

展开剂的制备：按环己烷 – 乙酸乙酯制备，量取环己烷 30ml、乙酸乙酯 5ml，充分混合均匀，即得。

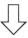

点样、饱和（预平衡）、展开操作

直接检视：可见光下，供试品色谱中，在与对照药材色谱相应的位置上，至少应显 3 个相同颜色的主斑点；在与对照品色谱相应的位置上，应显相同的暗红色斑点。

（三）检查

应符合片剂项下有关的各项规定。

1. 重量差异

▌**知识链接**

检查目的

在片剂生产中，由于颗粒的均匀度流动性，以及工艺、设备和管理等原因，都会引起片剂重量差异。本项检查的目的在于控制各片重量的一致性，保证用药剂量的准确。凡规定检查含量均匀度的片剂，不再进行重量差异的检查。

（1）操作方法

①取空称量瓶，精密称定重量；再取供试品 20 片，置此称量瓶中，精密称定。两次称量值之差即为 20 片供试品的总重量，除以 20，得平均片重。

②从已称定总重量的 20 片供试品中，依次用镊子取出 1 片，分别精密称定重量，得各片重量。

（2）记录与计算

①记录每次称量数据。

②求出平均片重，保留 3 位有效数字。

③按下表规定的重量差异限度，求出允许片重范围。

平均重量	重量差异限度（%）
0.30g 以下	±7.5
0.30g 或 0.30g 以上	±5.0

（3）结果与判定

①每片重量与平均片重相比较（凡无含量测定的片剂，每片重量应标示片重比较），均未超出重量差异限度；或超出重量差异限度的药片不多于 2 片，且均未超出限度 1 倍；均判为符合规定。

②片重量与平均片重相比较，超出重量差异限度的药片多于 2 片；或超出重量差异限度的药片虽不多于 2 片，但其中 1 片超出限度的 1 倍；均判为不符合规定。

（4）注意事项

①在称量前后，均应仔细查对药片数。称量过程中，应避免用手直接接触供试品。已取出的药片，不得再放回供试品原包装容器内。

②糖衣片应在包衣前检查片芯的重量差异，符合规定后方可包衣。包衣后不再检查重量差异。

③薄膜衣片在包衣后也应检查重量差异。

2. 崩解时限：按崩解时限检查法检查，崩解时限为 20 分钟，应符合规定。

知识链接

崩解时限检查目的

片剂口服后，需经崩散、溶解，才能为机体吸收而达到治疗目的；胶囊剂的崩解是药物溶出及被人体吸收的前提，而囊壳常因所用囊材的质量，久贮或与药物接触等原因，影响溶胀或崩解；丸剂中不含有崩解剂，故在水中不是崩解而是逐渐溶散，且基质的种类与丸剂的溶解性能有密切关系，为控制产品质量，保证疗效，药典规定本检查项目。

凡规定检查溶出度、释放度或融变时限的制剂，不再进行崩解时限检查。

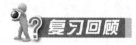复习回顾

崩解时限检查法的操作方法、注意事项

（四）含量测定

准备

（1）**对照液制备**：取丹酚酸 B 对照品适量，精密称定，加水制成每 1ml 含 10μg 的溶液，即得。

（2）**供试液制备**：取本品 10 片，糖衣片除去包衣，精密称定，研细，取

约 0.2g，精密称定，置 50ml 量瓶中，加水适量，超声处理（功率 250W，频率 33kHz）20 分钟，放冷，加水至刻度，摇匀，滤过，精密量取续滤液 1ml，置 25ml 量瓶中，加水至刻度，摇匀，滤过，取续滤液，即得。

制备 2 份。

（3）**流动相制备**：量取 30 份甲醇、10 乙腈、1 份甲酸及 59 份水，充分混合均匀，即得。

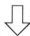

操作

（1）**检查及开机**

（2）**测定**：分别精密吸取对照品溶液与供试品溶液各 10μl，注入液相色谱仪。

对照溶液和样品供试溶液每份至少注样 2 次，由全部注样结果（n≥4）求得平均值，相对标准偏差（RSD）一般应不大于 1.5%。

色谱系统适用性试验应符合标准要求，理论板数按丹酚酸 B 峰计算应不低于 2000。

（3）**测定**：分别精密吸取对照品溶液与供试品溶液各 20μl，注入液相色谱仪，记录色谱图。

（4）**清洗及关机**：分析完毕后，先关检测器，再用经滤过和脱气的适当溶剂清洗色谱系统。

⇩

测定结果的处理

外标法：

按下式计算含量：

$$C_{供} = C_{对} \times \frac{A_{供}}{A_{对}}$$

知识链接

正确选择超声参数

在超声提取实验中，发现提取不同的药材，不同的超声参数（如超声频率、超声强度、提取时间等）会有不同的结果。即是提取同一药材，但选用的参数不当就提取不出或得不到好结果。

郭孝武在用超声提取黄连中小檗碱时，其频率不同，所得提出率不同，频率越高，提出率越低；但随提取时间的增加，到一定时间有一峰值，再增加提取时间，小檗碱提出率反而降低"'。郭孝武在提取益母草总碱成分时，发现当提取 20min 时，提出率随超声强度的增加而降低，甚至强度越大，提出率却仅与回流提取 2h 所得接近，此种影响还有待于进一步研究探讨。可见在超声提取中能否找到适宜的参数是提高提出率的关键。

课外总结

随机统计《中国药典》（2010 年版）10 种中药制剂的提取及其鉴别方法，并指出常见方法。

中药制剂	提取方法	鉴别方法

四、结果分析及检验报告

按规定要求进行数据处理并填写检验报告书（记录见附表）。

五、思考

1. 查阅新版《中国药典》2010 年版（一部），对于中药制剂的鉴别，采用最多的方法是什么？你认为是什么原因？

2. 在进行重量差异检查时，如果是糖衣片，是否和普通片剂一样检查？

3. 在进行超声时应注意什么问题？

实验二十　银黄颗粒质量检验

一、资料与分析

1. 资料一：了解中药颗粒剂

颗粒剂图 4 - 16 是将药物与适宜的辅料配合而制成的颗粒状制剂，一般可分为可溶性颗粒剂、混悬型颗粒剂和泡腾性颗粒剂，若粒径在 $105 \sim 500 \mu m$ 范围内，又称为细粒剂。其主要特点是可以直接吞服，也可以冲入水中饮入，应用和携带比较方便，溶出和吸收速度较快。

几千年来，中药的服药方法以汤剂为主，汤剂的基础是中药饮片。因其能适合中医辨证论治，随证加减，吸收快，作用强而久用不衰。但随着西方药物的进入，众多制剂的出现，中药材饮片越来越暴露出它的弱点和不足。

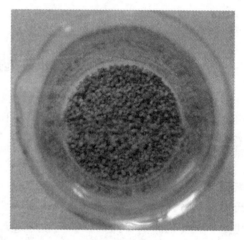

图 4 - 16　颗粒剂

中药颗粒剂是在汤剂和糖浆剂基础上发展起来的剂型。它开始出现于 20 世纪 70 年代，由于辅料中蔗糖占有相当的比例，又被称为干糖浆。后由于出现了块状型式但与颗粒剂一样可冲服，故又称为冲剂。1995 年版《中国药典》将 1990 年版"冲剂"重新定义为"颗粒剂"，使颗粒剂定义更为科学化。

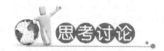

你认为中药颗粒剂的分析检验应该注意哪些方面？

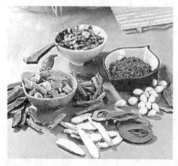

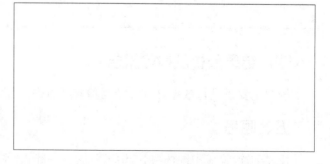

2. 资料二：参考质量标准——《中国药典》（2010 年版）

银黄颗粒

Yinhuang Keli

【处方】 金银花提取物（以绿原酸计）2.4g

黄芩提取物（以黄芩苷计）24g

【制法】 以上二味，加蔗糖640g 或480g，与淀粉适量，粉碎成细粉，混匀，制成颗粒，60℃一下干燥，制成800g 或600g，或加糊精与蛋白糖（或50% ~60% 甜菊素乙醇溶液）适量，混匀，制成颗粒，60℃以下干燥，制成300g（无蔗糖），即得。

【性状】 本品为淡黄色至棕黄色的颗粒；味甜、微苦。

【鉴别】 取本品1g 或0.5g（无蔗糖），研细，加60% 乙醇10ml，置60℃水域上加热使溶解，滤过，滤液作为供试品溶液。另取黄芩苷对照品与绿原酸对照品，加60% 乙醇制成每1ml 各含0.4mg 的混合溶液，作为对照品溶液。照薄层色谱法（附录Ⅵ B）试验，吸取上述两种溶液各2μl，分别点于同一聚酰胺薄膜上，以醋酸为展开剂，展开，取出，晾干，置紫外光灯（365nm）下检视。供试品色谱中，在与绿原酸对照品色谱相应的位置上，显相同颜色的荧光斑点。喷以2% 三氯化铁乙醇溶液，供试品色谱中，在与黄芩苷对照品色谱相应的位置上，显相同颜色的斑点。

【检查】 应符合颗粒剂项下有关的各项规定（附录Ⅰ C）。

【含量测定】 金银花提取物 照高效液相色谱法（附录Ⅵ D）测定。

色谱条件与系统适用性试验 以十八烷基硅烷键合硅胶为填充剂；以乙腈 – 0.4% 磷酸溶液（10：90）为流动相；检测波长为327nm。理论板数按绿原酸峰计算应不低于2000。

对照品溶液的制备 取绿原酸对照品适量，精密称定，置棕色量瓶中，加50% 甲醇制成每1ml 含25μg 的溶液，即得。

供试品溶液的制备 取装量差异项下的本品，研细，取约0.2g 或0.1g（无蔗糖），精密称定，置50ml 棕色量瓶中，加50% 甲醇40ml，超声处理（功率500W，频率40kHz）30min，放冷，加50% 甲醇稀释至刻度，摇匀，滤过，取续滤液，即得。

测定法 分别精密吸取对照品溶液与供试品溶液各20μl，注入液相色谱仪，测定，即得。

本品每袋含金银花提取物以绿原酸（$C_{16}H_{18}O_9$）计，不得少于10.1 ~14.0mg。

黄芩提取物 照高效液相色谱法（附录Ⅵ D）测定。

色谱条件与系统适用性试验 以十八烷基硅烷键合硅胶为填充剂；以甲醇 – 水 – 磷酸（50：50：0.2）为流动相；检测波长为278nm。理论板数按黄芩苷峰计算应不低于2500。

对照品溶液的制备 取黄芩苷对照品适量，精密称定，加50% 甲醇制成每1ml 含40μg 的溶液，即得。

供试品溶液的制备 精密量取金银花提取物【含量测定】项下的供试品溶液3ml，置10ml 量瓶中，加50% 甲醇稀至刻度，摇匀，滤过，取续滤液，即得。

测定法　分别精密吸取对照品溶液与供试品溶液各 $10\mu l$ 注入液相色谱仪，测定，即得。

本品每袋含黄芩提取物以黄芩苷（$C_{21}H_{18}O_{11}$）计，应为 $0.10 \sim 0.14g$。

【功能与主治】 清热疏风，利咽解毒。用于外感风热、肺胃热盛所致的咽干、咽痛、喉核肿大、口渴、发热；急慢性扁桃体炎、急慢性咽炎、上呼吸道感染见上述证候者。

【用法与用量】 开水冲服。一次 $1 \sim 2$ 袋，一日2次。

【规格】 ①每袋4g；②每袋2g（无蔗糖）。

【贮藏】 密封，防潮。

3. 资料三：实验安排

实训程序	实训内容	实训时间	实训形式	备注
实训前准备	查找资料	1.5 学时		
	仪器、试药试液准备			
实训过程	取样	4 学时	2 人一组 分工合作	
	性状			
	鉴别			
	检查	2 学时		根据情况， 组间合作
	含量测定	8 学时		
实训总结	检验报告及相关资料书写	0.5 学时		

二、实验准备

1. 试剂

	名称	规格	总耗量	领取人
药品试剂及耗材				

2. 仪器

	名称	型号	数量	准备情况
实验仪器				

3. 试液配制

根据:《中国药典》2010 年版一部附录 XV B

《中华人民共和国国家标准（GB – T 601 – 2002）》化学试剂标准滴定溶液的制备

试液	配制方法	配制人

还有什么不明白的? 寻找解决办法!

我的困难	解决途径

三、检验过程（使用制剂规格：每袋装 4g）

（一）外观性状

检视包装封口是否严密及有无破裂。打开包装，取本品，观察色泽，检查有无吸潮、结块、潮解、变色、霉变、虫蛀及异味等现象。本品为淡黄色至棕黄色的颗粒；味甜、微苦。应符合规定。

（二）鉴别

1. 关键点

供试品溶液：取本品 1g 或 0.5g（无蔗糖），研细，加 60% 乙醇 10ml，置 60℃水域上加热使溶解，滤过，即得。

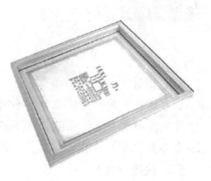

对照品溶液：取黄芩苷对照品与绿原酸对照品各 4mg 置 10ml 容量瓶中，加 60% 乙醇稀释至刻度，制成每 1ml 各含 0.4mg 的混合溶液。

薄层板：聚酰胺薄膜

点样量：两种溶液各 2μl

展开剂：醋酸

检视：置紫外光灯（365nm）下

2. 结果判断

供试品色谱中，在与绿原酸对照品色谱相应的位置上，显相同颜色的荧光斑点。喷以 2% 三氯化铁乙醇溶液，供试品色谱中，在与黄芩苷对照品色谱相应的位置上，显相同颜色的斑点，应符合规定。

知识链接

聚酰胺薄膜色谱

聚酰胺薄膜色谱是 1966 年后发展起来的一种新层析技术。聚酰胺薄膜是将聚酰胺作为涂料，涂布在涤纶片基上形成一层质地均匀紧密的多孔薄膜。

层析展层时，溶剂沿着细孔上升。其原理与聚酰色谱相同，是与被分离物质之间形成氢键，其氢键能力的强弱，确定吸附能力的差异。因此，在选择适当溶剂展开时使混合物达到分离。

此法具有分辨力强、灵敏度高、分离速度快、操作方便等优点，已广泛应用于酚性成分，包括黄酮类、香豆素类以及氨基酸衍生物的分离。聚酰胺薄膜一般应用制成的商品。

（三）检查

中药颗粒剂的质量要求，除应满足各品种项下规定的检查项目外，还应检查"粒度"、"水分"、"溶化性"、"装量差异"或"装量"和"微生物限度"。

1. 粒度

取供试品 30g，称定重量，置该剂型或品种规定的药筛中，保持水平状态过筛，左右往返，边筛动边拍打 3min。取不能通过一号筛（2000μm）和能通过五号筛（180μm）的颗粒及粉末，称定重量，计算其所占比例（%），不得超过供试量的 15%，应符合规定。

知识拓展

"粒度"检查法

1. 简述

本检查法是为确保颗粒剂粒径的均一性，不使颗粒因受潮结块、或在运输和贮藏中粉碎而影响质量。除品种项下另有规定外，照粒度和粒度分布测定法 [《中国药典》2010 年版二部附录ⅨE 第二法（2）] 双筛分法检查。

2. 仪器与用具

2.1 药筛 规格分为一号筛（2000μm ± 70μm）和五号筛（180μm ± 7.6μm），并备有筛盖和密合的接受容器，用前应干燥。

2.2 天平 感量 10mg 或 1mg。

3. 操作方法

3.1 取一号筛置于五号筛之上，并于五号筛下配以密合的接受容器。

3.2 除另有规定外，取单剂量包装的颗粒剂 5 袋（瓶）或多剂量包装的颗粒剂 1 袋（瓶）的内容物，精密称定，置上一层药筛（一号筛）内，盖好上盖。

3.3 保持水平状态过筛，左右往返，边筛动边拍打 3 分钟。

3.4 取不能通过一号筛和能通过五号筛的颗粒，精密称定重量。

4. 注意事项

4.1 过筛时，左右往返的速度不宜太快，边筛动边拍打的力度要适当。

4.2 实验环境的相对湿度对测定结果有影响，宜在相对湿度为 45% ±10% 的实验环境下进行。

5. 记录与计算

5.1 记录实验环境的相对温度，每次称量数据（取三位有效数字）。

5.2 根据不能通过一号筛和能通过五号筛的颗粒的称量，除以供试品的取用量，计算百分率（取二位有效数字）。

6. 结果与判定

除另有规定外，不能通过一号筛和能通过五号筛的颗粒的称量未超过供试品取用量，判为符合规定。

中国药品检验标准操作规范（2010 年版）

2. 水分

取供试品适量（约消耗费休氏试液 1～5ml），照水分测定法测定。不得过 6.0%，应符合规定。

3. 溶化性

取颗粒剂 10g，加热水 200ml，搅拌 5min，可溶颗粒剂应全部溶化或轻微浑浊，但不得有异物。

知识拓展

"溶化性" 检查

1. 简述

中药颗粒剂均应做溶化性检查。

2. 仪器与用具 同颗粒剂。

2.1 250ml 烧杯。

2.2. 玻璃搅拌棒。

3. 操作方法

3.1 取供试品 1 袋（多剂量包装取 10g），加热水 200ml，搅拌 5 分钟，立即观察。

3.2 泡腾颗粒 取供试品 3 袋，置盛有 200ml 水的烧杯中，水温为 15～25℃，观察结果。

4. 注意事项

热水温度应按照中国药典凡例中规定为 70～80℃。

5. 记录与计算

记录观察到的现象，以及泡腾颗粒剂完全分散或溶解在水中所需的时间。

6. 结果与判定

可溶颗粒能全部溶化，允许有轻微浑浊；混悬颗粒能混悬均匀；泡腾颗粒能迅速产生气体而呈泡腾状，5min 内颗粒应完全分散或溶解在水中，并无焦屑等，均判为符合规定。

中国药品检验标准操作规范（2010 年版）

4. 装量差异

知识拓展

"装量差异" 检查

本法适用于单剂量包装颗粒剂的装量差异检查。

1. 仪器与用具　分析天平。

2. 操作方法

取供试品 10 袋，分别精密称定重量，开启封口，倾出内容物，再分别精密称定每一个包装袋的重量，即可求出每袋的装量。

3. 注意事项　试验过程中应避免用手直接接触供试品的内容物。

4. 记录与计算

4.1　记录每次称量数据。

4.2　根据每袋的重量及其空包装袋重量之差，求算每袋内容物的重量。

4.3　按下表规定的装量差异限度，求出允许装量范围（标示装量 ± 标示装量 × 装量差异 = 限度）。

平均装量或标示装量	平均装量或标示装量
1.0g 及 1.0g 以下	±10%
1.0g 以上至 1.5g	±8%
1.5g 以上至 6.0	±7%
6.0g 以上	±5%

5. 结果与判定

5.1　每袋装量与标示装量相比较，均未超出装量差异限度，或超出装量差异限度的颗粒剂不多于 2 袋，且均未超出限度 1 倍，均判为符合规定。

5.2　每袋装量与标示装量相比较，超出装量差异限度的颗粒剂多于 2 袋，或超出装量差异限度的颗粒剂虽不多于 2 袋，但有 1 袋超出限度 1 倍，均判为不符合规定。

中国药品检验标准操作规范（2010 年版）

5. 微生物限度

照《中国药典》2010 年版（一部）附录ⅩⅢ C "微生物限度检查法" 检查，应符合规定。

（四）含量测定

1. 金银花提取物

金银花（图4-18）提取物，提取自天然植物金银花，主要成份为绿原酸（chlorogenic acid，CGA）。可做为药品、保健品、化妆品的原料。绿原酸，又名咖啡鞣酸，是由咖啡酸（eafeic acid）与奎尼酸（quinic acid）形成的缩酸，属于苯丙素类化合物，具有广泛的药理作用。

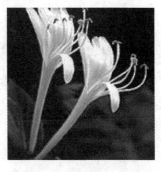

图4-18 金银花

（1）关键点

色谱条件与系统适用性试验：以十八烷基硅烷键合硅胶为填充剂；以乙腈-0.4%磷酸溶液（10:90）为流动相；检测波长为327nm。理论板数按绿原酸峰计算应不低于2000。

对照品溶液的制备：取绿原酸对照品10mg，精密称定，置100ml棕色量瓶中，加50%甲醇至刻度，精密移取2.5ml至10ml棕色量瓶中，加50%甲醇至刻度。制备2份。

供试品溶液的制备：取装量差异项下的本品，研细，取约0.2g或0.1g（无蔗糖），精密称定，置50ml棕色量瓶中，加50%甲醇40ml，超声处理（功率500W，频率40kHz）30min，放冷，加50%甲醇稀释至刻度，摇匀，滤过，取续滤液，即得。制备2份。

测定法：分别精密吸取对照品溶液与供试品溶液各20μl，注入液相色谱仪，测定，记录色谱图及相关数据。

（2）结果判断

$$标示量\% = \frac{A_x}{A_r} \times \frac{m_r}{10} \times \frac{平均装量}{称样量 \times 标示量}$$

本品每袋含金银花提取物以绿原酸（$C_{16}H_{18}O_9$）计，不得少于10.1~14.0mg。

2. 黄芩提取物

（1）关键点

色谱条件与系统适用性试验：以十八烷基硅烷键合硅胶为填充剂；以甲醇-水-磷酸（50:50:0.2）为流动相；检测波长为278nm。理论板数按黄芩苷峰计算应不低于2500。

对照品溶液的制备：取黄芩苷对照品10mg，精密称定，置50ml棕色量瓶中，加50%甲醇稀释至刻度。精密量取10ml溶液，置50ml棕色量瓶中，加50%甲醇稀释至刻度，即得。制备2份。

供试品溶液的制备：精密量取金银花提取物［含量测定］项下的供试品溶液3ml，置10ml量瓶中，加50%甲醇稀释至刻度，摇匀，滤过，取续滤液，即得。制备2份。

测定法：分别精密吸取对照品溶液与供试品溶液各10μl注入液相色谱仪，测定，记录色谱图及相关数据。

（2）结果判断

$$标示量\% = \frac{2}{3} \times \frac{A_x}{A_r} \times \frac{m_r \times 平均装量}{m_s \times 标示量}$$

本品每袋含黄芩提取物以黄芩苷（$C_{21}H_{18}O_{11}$）计，应为 0.10~0.14g。

四、结果分析及检验报告

按规定要求进行数据处理并填写检验报告书（记录见附表）。

五、思考

1. 中药制剂的检验，难点在哪里，如何克服？
2. 《中国药典》（2010 年版）一部中的装量差异检查和二部检查方法有差别吗？
3. 薄层色谱法中，以醋酸作为展开剂，使用时需要注意什么？
4. 本实验中，采取哪些措施，有效保护高效液相色谱仪？

实验二十一 葡萄糖注射液分析及其医院药房快速检验法

一、资料与分析

1. 资料一：药品快速检验技术

药品快速检验技术是指在简单的试验设备条件下或在现场监督检查中，采用药品外观鉴别、薄层色谱、化学鉴别、仪器分析等方法对药品真伪进行快速初步鉴定。这种方法所做出的检验结果并非最终确定的药品质量结论，但对药品抽验起到初筛作用。

药品快速检验技术在使用过程中存在的问题主要包括使用人员缺乏药品快检常识；药品快检过程中样品的供试品取样不规范；鉴别检测操作不规范；对实验结果的判断存在随意性；安全环保意识有待加强等。对于上述问题必须采取相应措施予以解决，才能更好地发挥药品快速检验技术的作用。

2. 资料二：参考质量标准——《中国药典》（2010 年版）

葡萄糖注射液

Putaotang Zhusheye

Glucose Injection

本品为葡萄糖或无水葡萄糖的灭菌水溶液。含葡萄糖（$C_6H_{12}O_5 \cdot H_2O$）应为标示量的 95.0%~105.0%。

【性状】 本品为无色或几乎无色的澄明液体；味甜。

【鉴别】 取本品，缓缓滴入微温的碱性酒石酸铜试液中，即生成氧化亚铜的红色沉淀。

【检查】 pH 值 取本品或本品适量，用水稀释制成含葡萄糖为 5% 的溶液，每 100ml 加饱和氯化钾溶液 0.3ml，依法检查（附录Ⅵ H），pH 值应为 3.2~6.5。

5-羟甲基糠醛 精密量取本品适量（约相当于葡萄糖 1.0g），置 100ml 量瓶中，用水稀释至刻度，摇匀，照紫外-可见分光光度法（附录 IV A），在 284mn 的波长处测定，吸光度不得大于 0.32。

重金属 取本品适量（约相当于葡萄糖 3g），必要时，蒸发至约 20ml，放冷，加醋酸盐缓冲液（pH 3.5）2ml 与水适量使成 25ml，依法检查（附录 H 第一法），按葡萄糖含量计算，含重金属不得过百万分之五。

无菌 取本品，采用薄膜过滤法，以金黄色葡萄球菌为阳性对照菌，依法检查（附录 XI H），应符合规定。

细菌内毒素 取本品，依法检查（XI E），每 1ml 中含内毒素的量应小于 0.50EU。其他应符合注射剂项下有关的各项规定（附录 IB）。

【含量测定】 精密量取本品适量（约相当于葡萄糖 10g），置 100ml 量瓶中，加氨试液 0.2ml（10% 或 10% 以下规格的本品可直接取样测定），用水稀释至刻度，摇匀，静置 10 分钟，在 25℃时，依法测定旋光度（附录 VI E），与 2.0852 相乘，即得供试量中含有 $C_6H_{12}O_6 \cdot H_2O$ 的重量（g）。

【类别】 同葡萄糖。

【规格】 ①10ml：1g；②10ml：2g；③10ml：5g；④20ml：5g；⑤20ml：10g；⑥50ml：2.5g；⑦50m：15g；⑧100ml：5g；⑨100ml：10g；⑩100ml：50g；⑪200ml：10g；⑫250ml：12.5g；⑬250ml：25g；⑭250ml：50g；⑮250ml：62.5g；⑯250ml：100g；⑰250ml：125g；⑱300ml：15g；⑲500ml：25g；⑳500ml：50g；㉑500ml：125g；㉒1000ml：50g；㉓1000ml：100g；㉔1000ml：250g。

【贮藏】 密闭保存。

3. 资料三：实验安排

实训程序	实训内容	实训时间	实训形式	备注
实训前准备	查找资料	1 学时	2 人一组分工合作	根据情况，组间合作
	仪器、试药试液准备			
实训过程	取样	1 学时		
	性状			
	鉴别			
	检查	1.5 学时		
	含量测定	2 学时		
实训总结	检验报告及相关资料书写	0.5 学时		

二、实验准备

1. 试剂

	名称	规格	总耗量	领取人
药品试剂及耗材				

2. 仪器

	名称	型号	数量	准备情况
实验仪器				

3. 试液配制

根据：《中国药典》2010 年版一部附录 XV B

《中华人民共和国国家标准（GB – T 601 – 2002）》化学试剂标准滴定溶液的制备

试液	配制方法	配制人

还有什么不明白的？寻找解决办法！

我的困难	解决途径

三、检验过程

（一）外观性状

取葡萄糖注射液，应为无色或几乎无色的澄明液体，应符合规定。

（二）鉴别

取本品，缓缓滴入温热的碱性酒石酸铜试液中，即生成氧化亚铜红色沉淀。

碱性酒石酸铜试液

（1）取硫酸铜结晶6.93g，加水使溶解成100ml。

（2）取酒石酸钾钠结晶34.6g与氢氧化钠10g，加水使溶解成100ml。

用时将两液等量混合，即得。

这个反应是醛和铜离子在碱性条件下加热进行的反应，所以碱性和加热二者缺一不可。葡萄糖注射液也要加热。

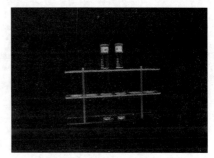

（三）检查

1. pH值　3.2～5.5，应符合规定。

2. 5-羟甲基糠醛

精密量取本品适量（约相当于葡萄糖1.0g），置100ml量瓶中，加水稀释至刻度，摇匀，在284nm的波长处测定，吸收度不得大于0.32。

5-羟甲基糠醛

5-羟甲基糠醛是葡萄糖等单糖化合物在高温或弱酸等条件下脱水产生的一个醛类化合物。该化合物对人体横纹肌和内脏有损害。5-羟甲基糠醛稳定性欠佳，可进一步分解为乙酰丙酸和甲酸或聚合，5-羟甲基糠醛本身无色，其聚合物为有色物质，导致葡萄糖注射液变色，色泽深浅与5-羟甲基糠醛的生成量成正比。开发以葡萄糖为载体的输液剂，5-羟甲基糠醛的限度控制是必不可少的检测项目，UV吸收度法（284nm）因简单、通用、不需对照品，可作为首选方法；若主药等干扰检测时，可采用HPLC外标法。

3. 重金属

取本品适量（约相当于葡萄糖3g），必要时，蒸发至约20ml，放冷，加醋酸盐缓冲液（pH 3.5）2ml与水适量使成25ml，置25ml纳氏比色管中。另取标准铅溶液一定量与醋酸缓冲液（pH 3.5）2ml，加水稀释成25ml，置另一25ml纳氏比色管中。若供试液带颜色，可在标准管中滴加少量的稀焦糖溶液或其他无干扰的有色溶液，使之与样品管颜色一致；再在两管中分别加入硫代乙酰胺试液各2ml，摇匀，放置2min，同置白纸上，自上向下透视，样品管所显颜色与标准管比较，不得更深。按葡萄糖含量计算，含重金属量不得超过百万分之五。

(四) 含量测定

1. 测定

取 5% 葡萄糖注射液 2.0ml 置 25ml 容量瓶中，加水稀释至刻度。精密吸取 5.0ml 置 50ml 碘量瓶中，准确加入 0.1mol/L 碘溶液 5.0ml，滴加约 1mol/L 氢氧化钠溶液 7～8 滴，至溶液呈淡黄色，暗处放置 5min，滴加约 1mol/L 盐酸溶液（或 0.5mol/L H_2SO_4 液）至呈酸性后，以 0.1mol/L 硫代硫酸钠滴定液滴定至无色。

2. 计算

按下式计算标示量的百分含量

$$标示量\% = \frac{\left[(M^t \cdot V)_I - (M^t \cdot V)_{Na_2S_2O_3} \right] \cdot \frac{198.17}{2000}}{5\% \times 2.0 \times \frac{5.0}{25}} \times 100\%$$

3. 结果

消耗 0.1mol/L 硫代硫酸钠液若为 3.8～2.8ml 时，则本品含量符合药典规定（为标示量的 95.0%～105.0%）。

知识链接

碘量瓶

溴酸钾法、碘量法（滴定碘法）等需在碘量瓶中进行反应和滴定。碘量瓶是带有磨口玻璃塞和水槽的锥形瓶，喇叭形瓶口与瓶塞柄之间形成一圈水槽，槽中加入纯水便形成水封，可防止瓶中溶液反应生成的气体（I_2，Br_2）逸失。反应一段时间后，打开瓶塞水即流下并可冲洗瓶塞和瓶壁接着进行滴定。锥形瓶和碘量瓶使用时，左手控制滴定管，右手控制锥形瓶或碘量瓶，右手拇指在前，食指和中指在后，拿紧锥形瓶，滴定时沿一个方向旋转（瓶口不要碰到滴定管的尖端）。

四、结果分析及检验报告

按规定要求进行原始记录、数据处理并填写检验报告书（记录见附表）。

五、思考

1. 为什么要进行药品的快速检验？你认为什么方法适合快速检验？

2. 进行含量测定时，为什么要在暗处进行？

3. 对于葡萄糖注射液的含量测定还有没有其它的方法？

附录一

药品检验原始记录

成品检验原始记录（首页）

第 1 页 共 页

温度（℃）：　　　　　相对湿度（%）：

样品名称	
批　　号	
规　　格	
样品来源	
检验目的	
检验依据	
性状	
标准规定	
结论	

检验者：　　　　　校对者：　　　　　审核者：

日　期：　　　　　日　期：　　　　　日　期：

鉴别检查原始记录

第 页 共 页

温度（℃）：　　　　　　相对湿度（%）：

样品名称		规格	
批号			
检验依据			
鉴别			
标准规定			
结论			

检验者：　　　　　校对者：　　　　　审核者：

日　期：　　　　　日　期：　　　　　日　期：

红外鉴别原始记录

温度（℃）：　　　　相对湿度（%）：

样品编号		样品名称	
批　　号			
检验依据	□《中国药典》2010 年版一部附录ⅤC/二部附录ⅣC □其他		
仪器型号		仪器编号	
扫描次数			
前处理			
试样制备 方法	□压片法（□溴化钾　□氯化钾）　　□糊法　　　□膜法 □溶液法：溶剂_____　池厚_____ mm		
实验结果	□_____红外光谱图____与《药品红外光谱集》第____卷（　）收载的 _____的红外光谱图基本一致。 _____红外光谱图___与_____的红外光谱图基本一致。 　　附　页		
标准规定	_____红外光谱图____应与《药品红外光谱集》第____卷（　）收载的 _____的红外光谱图基本一致。 _____红外光谱图___与_____的红外光谱图基本一致。		
结　　论	□　　　　　（均）符合规定　□　　　　　（均）不符合规定		

检验者：　　　　　校对者：　　　　　审核者：

日　期：　　　　　日　期：　　　　　日　期：

氯化物检查原始记录

温度（℃）：　　　　　　　　相对湿度（%）：

样品编号		样品名称	
批　号			
检验依据	□《中国药典》2010 年版二部附录ⅧA／一部附录ⅨC □ 其他		
天平型号		仪器编号	
操作步骤	标准氯化钠溶液：含 Cl 10g/ml □ 称取供试品适量（见称量数据中），加水溶解使成 25ml（□ 溶液显碱性，滴加硝酸使成中性），再加稀硝酸 10ml；（□ 溶液不澄清，滤过）；置 50ml 纳氏比色管中，加水使成约 40ml，摇匀，即得供试溶液。另取标准氯化钠溶液_____ ml，置 50ml 纳氏比色管中，加稀硝酸 10ml，加水使成 40ml，摇匀，即得对照溶液。于供试溶液与对照溶液中，分别加入硝酸银试液 1.0ml，用水稀释使成 50ml，摇匀，在暗处放置 5 分钟，同置黑色背景上，从比色管上方向下观察、比较，即得。 □ 供试溶液如带颜色，除另有规定外，可取供试溶液两份，分置 50ml 纳氏比色管中，一份中加硝酸银试液 1.0ml，摇匀，放置 10 分钟，（□ 显浑浊，反复滤过，至滤液完全澄清），再加规定量的标准氯化钠溶液与水适量使成 50ml，摇匀，在暗处放置 5 分钟，作为对照溶液；另一份中加硝酸银试液 1.0ml 与水适量使成 50ml，摇匀，在暗处放置 5 分钟，按上述方法与对照溶液比较。 □ 其他方法		
称量数据及 供试品溶液 制备			
实测结果	□ 供试品溶液所显的颜色_____ 于对照溶液所显的颜色。 □ 其他		
标准规定	□ 供试品溶液所显的颜色应不深于对照溶液所显的颜色。 □ 其他		
结　论	□　　　　（均）符合规定　　　□　　　　（均）不符合规定		

检验者：　　　　　校对者：　　　　　审核者：

日　期：　　　　　日　期：　　　　　日　期：

重金属检查原始记录

温度（℃）：　　　　　相对湿度（%）：

样品编号		样品名称	
批　　号			
检验依据	□《中国药典》2010 年版一部附录 IX E/《中国药典》2000 年版二部附录 VIII H □ 其他		
天平型号		天平编号	

检验方法与操作步骤	□ A 中国药典 2000 年版一部附录 IX E/中国药典 2000 年版二部附录 VIII H 　　标准铅溶液浓度：含 Pb 10μg/ml 　　□ 第一法：取 25ml 纳氏比色管＿＿＿支，甲管中加标准铅溶液＿＿＿ml 与醋酸盐缓冲液（Ph3.5）2ml，加＿＿＿＿稀释成 25ml，其余各管中加入供试品溶液（见供试品溶液制备中）25ml，随后在上述各管中分别加入硫代乙酰胺试液各 2ml，摇匀，放置 2 分钟，同置白纸上，自上向下透视。 　　□ 第二法： 　　□ a：取炽灼残渣项下遗留的残渣，加硝酸 0.5ml，蒸干，至氧化氮蒸气除尽后，放冷，加盐酸 2ml，置水浴上蒸干后加水 15ml，滴加氨试液至对酚酞指示剂现中性，再加醋酸盐缓冲液（pH 3.5）2ml，微热溶解后，移置纳氏比色管中，加水稀释成 25ml；另取配制供试品溶液的试剂，置瓷皿中蒸干后，加醋酸盐缓冲液（pH 3.5）2ml 与水 15ml，微热溶解后，移置纳氏比色管中，加标准铅溶液＿＿＿＿ml，再用水稀释成 25ml；照上述第一法检查。 　　□ b：取供试品适量（见称量数据中），缓缓炽灼至完全炭化，放冷，加硫酸＿＿＿ml，使恰润湿，用低温加热至硫酸除尽后，加硝酸 0.5ml，蒸干，至氧化氮蒸气除尽后，放冷，再 500～600℃炽灼使完全灰化，自"放冷，加盐酸 2ml，…"起，同 a 法操作。 　　□ 第三法：取本品适量（见称量数据中），加氢氧化钠试液 5ml 与水 20ml 溶解后，置纳氏比色管中，加硫化钠试液 5 滴，摇匀，与标准铅溶液＿＿＿ml 经同样处理后的颜色比较。
检验方法与操作步骤	第四法： 　　标准铅斑的制备：精密量取标准铅溶液＿＿＿＿ml，置小烧杯中，用＿＿＿＿稀释成 10ml，加入醋酸盐缓冲液（pH 3.5）2ml 与硫代乙酰胺试液 1.0ml，摇匀，放置 10 分钟，用 50ml 注射器转移至专用滤器中压滤，滤毕，取下滤膜，放在滤纸上干燥，即得。 　　取供试品溶液 10ml（供试品溶液制备中），照标准铅斑的制备，自"加入醋酸盐缓冲液（pH 3.5）2ml"起，依法操作，将生成的斑点与标准铅斑比较。 　　（□ 供试品溶液有颜色或浑浊，用滤膜进行预滤直至滤膜不再染色，取滤液测定）。

称量数据与供试品溶液制备	
实测结果	□ 供试品管中所显颜色_____ 于甲管（标准管）。 □ 供试品溶液所生成的铅斑_____ 于标准铅斑。 □ 其他：
标准规定	□ 供试品管所显颜色与甲管（标准管）比较，不得更深。 （含重金属不得过 _____ ） □ 其他：
结　　论	□　　　　（均）符合规定　　　　□　　　　（均）不符合规定

检验者：　　　　　校对者：　　　　　审核者：

日　期：　　　　　日　期：　　　　　日　期：

重（装）量差异检查原始记录

温度（℃）：　　　　相对湿度（%）：

样品编号		样品名称	
批　　号			
检验项目	□ 重量差异　　　□ 装量差异		
检验依据	□《中国药典》2010 年版　部附录（　　　） □ 其他		
天平型号		仪器编号	
实测结果			
标准规定			
结　　论	□　　　　　　（均）符合规定　□　　　　　　（均）不符合规定		

检验者：　　　　　　校对者：　　　　　　审核者：

日　期：　　　　　　日　期：　　　　　　日　期：

崩解时限（溶散时限）检查原始记录

第 页 共 页

温度（℃）： 相对湿度（%）：

样品编号		样品名称	
批　号			
检验项目	□ 崩解时限　　　□ 溶散时限		
检验依据	□《中国药典》2010 年版一部附录ⅫA／二部附录ⅩA □ 其他		
仪器型号		仪器编号	
筛网直径	□ 0.42mm　　　□ 1.0mm　　　□ 2.0mm　　　□ 其他		
介　质	□ 水　□ 0.1mol/L 盐酸　□ 人工胃液　□ 人工肠液 □ 其他		
挡　板	□ 加　　□ 不加	水浴温度（℃）	
实测结果	□ 在_____钟内均崩解（溶散）完全 □ 在盐酸溶液（9→1000）中检查 2h，均无裂缝、崩解或软化　　　现象；在人工肠液中_____内均全部崩解 □ 其他		
标准规定	□ 应在_____分钟内崩解（溶散）完全 □ 肠溶片（胶囊）：在盐酸溶液（9→1000）中检查 2h，均不得有裂缝、崩解或软化现象；在人工肠液中 1 小时内应全部崩解		
结　论	□　　　　　（均）符合规定　　□　　　　　（均）不符合规定		

检验者：　　　　　校对者：　　　　　审核者：

日　期：　　　　　日　期：　　　　　日　期：

溶出度（释放度）测定原始记录

温度（℃）： 相对湿度（%）：

样品编号		样品名称	
批　号			

检验项目	□ 溶出度　　　　　□ 释放度

检验依据	□《中国药典》2010 年版二部附录 X C □《中国药典》2010 年版二部附录 X D □ 其他

仪器型号		仪器编号	
天平型号		仪器编号	

装　置	□ 转篮法 □ 桨法 □ 小杯法 □ 崩解法 □ 其他		
滤膜孔径	□ 0.8μm □ 0.45μm □ 其他	转　速	转/分钟

溶　剂	□ 水　　　□ 0.1mol/L 盐酸溶液 □ 其他

取样时间	
限　度	

测定方法	□ UV　　　　□ HPLC　　　　□ 容量分析 □ 其他

实测结果	测定数据及结果见　　页 溶出度　□　　　　（均）符合限度规定 　　　　□　　　　（均）不符合限度规定 释放量　□　　　　（均）符合每片释放量的规定 　　　　□　　　　（均）不符合每片释放量的规定

结　论	□　　　（均）符合规定　　□　　　（均）不符合规定

检验者：　　　　　校对者：　　　　　审核者：

日　期：　　　　　日　期：　　　　　日　期：

干燥失重检查原始记录

温度（℃）： 相对湿度（%）：

样品编号		样品名称	
批 号			
检验依据	□《中国药典》2010 年版一部附录Ⅸ G／二部附录ⅧL □ 其他		
仪器型号		仪器编号	
天平型号		仪器编号	
干燥条件	温度： ℃	干燥时间：□ 小时 □ 至恒重	压力： Kpa
测定编号	称量瓶恒重 W_0（g）	样品称重 W_1（g）	干燥后称重或 恒重 W_2（g）	干燥失重（%）
计算公式	干燥失重（%）＝（$W_0 + W_1 - W_2$）／$W_1 \times 100\%$		
标准规定			
结 论	□ （均）符合规定 □ （均）不符合规定		

检验者： 校对者： 审核者：

日 期： 日 期： 日 期：

滴定液配制与标定原始记录

温度（℃）：　　　　相对湿度（%）：

滴定液浓度及名称					
配 制 依 据		□《中国药典》2010 年版一部附录ⅩⅤF／二部附录ⅩⅤF □ 其他			
标定用 □ 基准物 □ 滴定液	名　　称		溶质	名　　称	
	□ 批　号 □ 校正因子			批　　号	
	有 效 期			生产单位	
	提供单位			纯度级别	
滴定管	编　　号		不确定度		
	有 效 期				
干燥箱	型　　号		天平	型　　号	
	仪器编号			仪器编号	
配 制 方 法					
计算 公式					

日　期		温度（℃）		相对湿度（%）	

| 初标记录 | | | | | |

日　期			温度（℃）		相对湿度（%）	
标定记录	编　号					
	取样量	□ W（g）				
		□ V（ml）				
	滴定液起始读数 V_a（ml）					
	终点读数 V_b（ml）					
	消耗滴定液体积 △V（ml）					
	校正因子					
	平均 校正因子			相对平均 偏差		

续表

	日　期			温度（℃）		相对湿度（%）	
复标记录	编　号						
	取样量	□W（g）					
		□V（ml）					
	滴定液起始读数 V_a（ml）						
	终点读数 V_b（ml）						
	消耗滴定液体积 $\triangle V$（ml）						
	校正因子						
	平均 校正因子				相对平均 偏差		
滴定液校正因子　　（F）							
相　对　偏　差				有效期			

初标者：　　　　　　　标定者：　　　　　　　复标者：

日　期：　　　　　　　日　期：　　　　　　　日　期：

容量分析（滴定法）原始记录

第 1 页　共　页

温度（℃）：　　　　　相对湿度（%）：

	样品编号		滴定液 名　称		滴定管 编　号
样品名称		校正因子 （F）		不　确 定　度	
批　　号		检验依据	□《中国药典》2010 年版 □ 其他		
检验项目	□ 含量测定　□ 酸值　□ 皂化值　□ 羟值　□ 碘值　□ 含氮量 □ 其他				

续表

检验方法							
空白滴定结果 V_0（ml）				天　平		型号：	
						编号：	
编　号							
取样量	□W（g）						
	□V（ml）						
滴定液起始读数 V_a（ml）							
终点读数 V_b（ml）							
消耗滴定液体积 $\triangle V$（ml）							
计算公式							
结　果							
平　均							
标准规定							
结　论	□　　（均）符合规定　　□　　（均）不符合规定						

检验者：　　　　　校对者：　　　　　审核者：

日　期：　　　　　日　期：　　　　　日　期：

紫外分光光度法原始记录

第　页　共　页

温度（℃）：　　　　相对湿度（%）：

样品编号		样品名称	
批　号			
检验依据	□《中国药典》2010 年版一部ⅤA/二部　附录ⅣA　□ 其他	检验目的	□ 鉴别　□含量测定　□ 检查　（项目名称：　　　）

仪器型号			仪器编号	
检测波长	nm	扫描范围	nm	狭缝宽度	nm

参比溶液		溶　剂	
天平型号		仪器编号	

对照品溶液 的制备	
供试品溶液 的制备	
计算公式	
实测结果	

续表

标准规定	
结　论	□　　　　（均）符合规定　□　　　　（均）不符合规定

检验者：　　　　　校对者：　　　　　审核者：

日　期：　　　　　日　期：　　　　　日　期：

气相色谱法原始记录

第 1 页　共　页

温度（℃）：　　　　相对湿度（%）：

样品编号		样品名称	
批　号			
检验项目	□鉴别　　□检查（项目名称：　　　　　　　） □含量测定　□其他		
检验依据	□《中国药典》2010 年版一部附录Ⅴ E/二部附录Ⅵ E □其他		
仪器名称		仪器编号	
天平型号		仪器编号	
载气类型	□氮气　　□氦气　　□其他（　　　　　　）		
进样方式	□顶空进样法　顶空瓶加热温度：＿＿＿℃　定量管温度：＿＿＿℃ 　　　　　传输管温度：＿＿＿℃ 顶空瓶压力控制值：＿＿＿psi 　　　　　顶空瓶加热平衡时间：＿＿＿min □溶液法　进样体积：＿＿＿μl　　进样口温度：＿＿＿℃ 　　　□不分流　　□分流　分流比＿＿＿：1		

色谱条件	□ 毛细管柱　　　　□ 不锈钢填充柱　　　　□ 玻璃填充柱 柱编号：　　　　柱长：＿＿＿＿＿ m　　　　柱内径：＿＿＿＿＿mm 担体名称：＿＿＿＿＿＿＿＿＿＿＿＿＿ 固定液名称：＿＿＿＿＿＿＿＿＿＿＿　　　固定液膜厚度：＿＿＿＿＿μm 涂布浓度： 柱温： □ 恒温 温度：＿＿＿＿＿℃ □ 程序升温： 分析模式　　□恒流：＿＿＿＿＿＿ml/min　　　□恒压：＿＿＿＿＿＿psi 　　　　　　□其他：（　　　　　　　　　　　　　　　　） 衰减：＿＿＿＿＿　　　　灵敏度：＿＿＿＿＿　　　　纸速：＿＿＿＿＿
检测器信息栏	□ FID　　　　□ TCD　　□ ECD　　　□ μ‑ECD　　　　□ NPD 检测器温度：＿＿＿＿℃　氢气：＿＿＿＿＿ml/min 空气：＿＿＿＿＿ml/min 尾吹气或柱气流+尾吹气：＿＿＿＿＿ml/min　　参比气：＿＿＿＿＿ml/min
系统适用性	理论板数（n）：＿＿＿＿＿　　　　拖尾因子（T）：＿＿＿＿＿ 分 离 度（R）：＿＿＿＿＿
分析方法	□ 外标法　　　□ 内标法　　　□ 归一化法 □ 其他（　　　　　　　　　　　　　　　　）
对照品溶液的制备及校正因子	

供试品溶液 的制备	
计算公式	
实测结果	
标准规定	
结　　论	□　　　　（均）符合规定　　　□　　　　（均）不符合规定

注：如部分参数未用到，请在相应栏目内划"／"。

检验者：　　　　　　校对者：　　　　　　审核者：

日　期：　　　　　　日　期：　　　　　　日　期：

高效液相色谱法原始记录

第 1 页　共　页

温度（℃）：　　　　　相对湿度（％）：

样品编号		样品名称	
批　　号			
检验项目	□ 鉴别　　　□ 检查（项目名称：　　　　　　　） □ 含量测定　□ 其他		

续表

检验依据	□《中国药典》2010 年版二部附录ⅤD/ⅦD □ 其他		
仪器名称		仪器编号	
天平型号		天平编号	

色 谱 条 件	色谱柱固定相类型： □ C18 □ C8 □ TMS □ CN □ NH₂□ Si □ 其他（　　　　　　　　　） 色谱柱编号：_____　　　　粒径：_____μm　　　_____ × _____ cm 柱温：_____℃　　　　预柱： □ 紫外检测器：_____nm　　　□ 其他检测器： 流动相组成： □ 恒比例： □ 梯度洗脱： 流速：_____ ml/min　　　进样量：_____μl 衰减：_____　　　　灵敏度：_____　　　　纸速：_____
系 统 适 用 性	理论板数（N）：_____　　　　拖尾因子：_____ 分 离 度（R）：_____　　　　容量因子：_____
分 析 方 法	□ 外标法　　　□ 内标法　　　□ 归一化法 □ 其他（　　　　　　　　　　　　　　）
对照品溶液 的制备 及校正因子	

续表

供试品溶液 的制备	
计算公式	
实测结果	
标准规定	
结　　论	□　　　（均）符合规定　　　□　　　（均）不符合规定

注：如部分参数未用到，请在相应栏目内划"/"。

检验者：　　　　　　校对者：　　　　　　审核者：

日　期：　　　　　　日　期：　　　　　　日　期：

微生物限度检验原始记录

第　页　共　页

温度（℃）：　　　　相对湿度（%）：

样品编号		样品名称	
批　　号		规　　格	
检验依据		取样量	

续表

生产国及厂家名称	
仪器型号及编号	超净工作台　　　　　　仪器编号：0388 细菌培养（35℃）　　　仪器编号：136 霉菌培养（25℃）　　　仪器编号：234
沉降菌落数	无菌室：左_____　中_____　右_____ 净化台：左_____　中_____　右_____　空白对照_____
制备方法	

检查结果

平板数　稀释度　项目	大肠菌群 （培养时间24小时）		
	1克	0.1克	0.01克
1			
2			
3			
平均值			
大肠菌群最多可能数（100ml或g）			

溶血性链球菌检查

　　　　葡萄糖肉浸液肉汤增菌　　　血平板　　革兰氏染色

培养时间：24小时　　　　　　　　24小时

阴性对照：_____

阳性对照：_____

供试品：_____

结论：□ 检出　□ 未检出

志贺氏菌检查

　　　　25 克＋GN225ML 增菌　　　EMB 或 SS 平板　　　三糖铁琼脂斜面

培养时间：_____

阴性对照：_____

阳性对照：_____

供试品：_____

结论：□ 检出　　□未检出

活螨：□ 检出　　　□未检出

其他检验方法：

结　　论	□（均）符合规定　　□　　　　　　　　（均）不符合规定

　　　　　检验者：　　　　　校对者：　　　　　审核者：
　　　　　日　期：　　　　　日　期：　　　　　日　期：

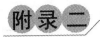

药品检验报告书

成品检验报告书

报告编号：

品名：××	批号：	批量：
检号：	包装规格：	有效期：

取样日期		报告日期		生产部门：	

检验目的：	报告依据：

检验项目	检验标准	检验结果
【性状】 　　本品为无色结晶或白色结晶性或颗粒性粉末；无臭，味甜。 　　比旋度　取本品约10g，精密称定，置100ml量瓶中，加水适量与氨试液0.2ml，溶解后，用水稀释至刻度，摇匀，放置10分钟，在25℃时，依法测定（附录Ⅵ E），比旋度为 +52.5°至 +53.0°。 **【鉴别】** 　　取本品约0.2g，加水5ml溶解后，缓缓滴入微温的碱性酒石酸铜试液中。即生成氧化亚铜的红色沉淀 **【检查】** 　　酸度　取本品2.0g，加水20ml溶解后，加酚酞指示液3滴与氢氧化钠滴定液（0.02mol/L）0.20ml，应显粉红色。 　　氯化物　取本品0.6g，依法检查（附录Ⅷ A），与标准氯化钠溶液6.0ml制成的对照液比较，不得更浓（0.01%）。 　　硫酸盐　取本品2.0g，依法检查（附录Ⅷ B），与标准硫酸钾溶液2.0ml制成的对照液比较，不得更浓（0.01%）。 　　重金属　取本品4.0g，加水23ml溶解后，加醋酸盐缓冲液（pH 3.5）2ml，依法检查（附录Ⅷ H第一法），含重金属不得过百万分之五。		

判定：

备注：

检验员		复核员		质量负责人	

药品检验所药品检验报告书

检品名称：　　　　　检品编号：　　　　　检验目的：

批号：　　　　　　　规格：　　　　　　　检验项目：

生产单位：　　　　　供样单位：　　　　　检验日期：

检验依据：　　　　　　　　　报告日期：

检验项目	标准规定	检验结果
【性状】		
【鉴别】		
【检查】		
【含量测定】		

结论：

检验人：　　　　　　　复核人：　　　　　　　负责人：

［1］ 国家药典委员会．中华人民共和国药典 2010 年版［M］．北京：化学工业出版社，2010.

［2］ 中国药品生物制品检定所．中国药品检验标准操作规程［M］．北京：中国医药科技出版社，2010.

［3］ 刘文英．药物分析［M］．北京：人民卫生出版社，2003.

［4］ 国家药品监督管理局．药品检验所实验室质量管理规范（试行），2000.

［5］ 王金香．药品质量检验实训教程［M］．北京：化学工业出版社，2006.